Geist über Medizin

Placebo, Glaube und die Kraft der Erwartung

Von Joe Correa

Veröffentlicht von Live Stronger Faster

Dieses Buch dient ausschließlich Bildungs- und Informationszwecken. Der Autor und der Verlag erbringen keine rechtliche, finanzielle oder sonstige professionelle Beratung. Leser sollten einen qualifizierten Fachmann konsultieren, bevor sie finanzielle Entscheidungen treffen.

Erste Auflage

Inhaltsverzeichnis

Einleitung

Das menschliche Gehirn wurde lange Zeit als das Kontrollzentrum des Körpers betrachtet—ein Organ der Logik, der Emotionen und des Gedächtnisses—doch neuere Entdeckungen haben dieses Bild auf außergewöhnliche Weise erweitert. Über die Steuerung von Gedanken und Sinneswahrnehmungen hinaus beeinflusst das Gehirn auch Heilung, Immunität und sogar den Verlauf körperlicher Krankheiten. Das Phänomen, das einst als „nur der Placeboeffekt" abgetan wurde, wird heute als eine der tiefgreifendsten Demonstrationen der Verbindung zwischen Geist und Körper erkannt, die je dokumentiert wurde. Was wir über unsere Gesundheit glauben, was wir erwarten und welche Bedeutung wir einer Krankheit beimessen, kann biologische Ergebnisse dramatisch verändern. *Mind Over Medicine* untersucht diese geheimnisvolle, aber wissenschaftlich fundierte Beziehung zwischen Gedanken und Physiologie, in der die unsichtbare Kraft des Glaubens zu einer greifbaren Kraft der Transformation wird.

Der Begriff Placebo—lateinisch für „Ich werde gefallen"—wurde ursprünglich verwendet, um wirkungslose Pillen oder Scheinbehandlungen zu beschreiben, die Patienten gegeben wurden, um ihrem Wunsch nach Behandlung zu entsprechen. Doch bei genauer Untersuchung zeigte sich etwas

Erstaunliches: Patienten, die Placebos erhielten, erholten sich oft genauso häufig oder sogar häufiger als jene, die echte Medikamente bekamen. Jahrzehntelang versuchten Forscher, diesen Effekt zu erklären, und führten ihn auf Zufall, psychologische Verzerrung oder nicht gemessene Variablen zurück. Doch mit dem Fortschritt der Neurowissenschaften und der Bildgebungstechnologie wurde etwas Unbestreitbares sichtbar—das Gehirn veränderte tatsächlich seine Chemie und seine neuronalen Schaltkreise als Reaktion auf Erwartung und Glauben. Wenn ein Mensch glaubt, dass er heilt, setzt das Gehirn Endorphine, Dopamin, Serotonin und immunstärkende Botenstoffe frei. Placebos waren keine „falsche Medizin". Sie waren ein Beweis dafür, dass das Gehirn selbst die mächtigste Apotheke von allen ist.

Um die Bedeutung dieser Wahrheit zu begreifen, müssen wir über die Grenzen der konventionellen Medizin hinausblicken. Der Placeboeffekt ist keine Anomalie und keine Illusion—er ist ein eingebauter Heilungsmechanismus, Teil unseres evolutionären Designs. Jedes menschliche Gehirn besitzt ein Rückkopplungssystem zwischen Wahrnehmung und Physiologie. Was wir uns vorstellen, worauf wir unsere Aufmerksamkeit richten und worin wir emotional investieren, löst reale biologische Reaktionen aus. Deshalb sind Hoffnung, Glaube und Optimismus mit schnelleren Genesungszeiten, geringeren Entzündungen und einer höheren Schmerztoleranz verbunden. Die Kraft des Glaubens kann, wenn sie bewusst genutzt wird, ruhende Heilungsprogramme aktivieren, die keine Pille ersetzen kann. Umgekehrt können negative Erwartungen—der sogenannte Noceboeffekt—Schmerz, Krankheit und Funktionsstörungen hervorrufen, selbst wenn keine körperliche Ursache vorhanden ist. Unsere Überzeugungen sind nicht neutral; sie sind aktive Bestandteile unserer Biologie.

In diesem Buch werden wir die Wissenschaft erforschen, wie Erwartungen die Realität formen, wie Gedanken den Hormonspiegel verändern können und wie die Wahrnehmung von Heilung im Gehirn den Körper zu messbaren Verbesserungen führen kann. Von Patienten, die durch Visualisierung und Denkweise scheinbar unheilbare Krankheiten überwanden, bis hin zu Doppelblindstudien, die zeigen, dass Glaube manchmal wirksamer sein kann als pharmazeutische Medikamente—*Mind Over Medicine* wird zeigen, dass jeder Mensch die Fähigkeit besitzt, seine eigene Biologie zu beeinflussen. Die Grenze zwischen Medizin und mentaler Einstellung ist nicht fest—sie ist beweglich und wird ständig durch das geformt, was das Gehirn als wahr wahrnimmt. Der Placeboeffekt ist kein Zufall; er ist der klarste Beweis für die eingebaute Heilungsintelligenz des Gehirns.

Die Konsequenzen sind tiefgreifend. Wenn eine Zuckerpille allein deshalb eine Genesung auslösen kann, weil jemand glaubt, dass sie wirkt—was könnte geschehen, wenn wir dieselbe mentale Kraft bewusst auf Heilung richten? Stellen Sie sich vor, moderne Medizin mit der gezielten Entwicklung positiver Erwartungen, Dankbarkeit und Visualisierung zu verbinden. Stellen Sie sich Krankenhäuser vor, die nicht nur Symptome behandeln, sondern auch den Glauben der Patienten an ihre eigene Widerstandskraft aktivieren. Heilung würde nicht länger als etwas betrachtet werden, das von äußeren Kräften an uns „vollzogen" wird, sondern als etwas, das in uns beginnt—durch die Kraft der Wahrnehmung. Indem wir den Placeboeffekt verstehen und nutzen, verwandeln wir uns von passiven Empfängern von Behandlung in aktive Teilnehmer unserer eigenen Genesung. Der Schlüssel besteht nicht darin, die Medizin zu ersetzen, sondern sie mit der stärksten Kraft zu ergänzen, die wir besitzen—dem menschlichen Geist.

Glaube beeinflusst das Gehirn, und das Gehirn beeinflusst den Körper. Wenn wir denken, dass es uns besser geht, verhält sich unser Immunsystem so, als würde es eine Krankheit bekämpfen. Wenn wir Schmerzlinderung erwarten, setzt das Gehirn natürliche Opioide frei. Wenn wir dem Vertrauen eines Arztes glauben, richtet sich unsere Physiologie nach diesem Vertrauen aus. Das ist keine Magie—es ist Neurobiologie. Der anteriore cinguläre Cortex, der präfrontale Cortex und der Nucleus accumbens spielen alle eine Rolle bei der Vermittlung von Erwartung und Belohnung und beeinflussen direkt, wie wir Gesundheit und Schmerz erleben. Dieselben neuronalen Bahnen, die Antidepressiva und Schmerzmittel wirksam machen, können allein durch Glauben aktiviert werden. Selbst Farbe, Form und Ritual können die Reaktion des Gehirns beeinflussen; eine rote Pille kann anregend wirken, während eine blaue beruhigt—unabhängig von ihrem Inhalt. Diese Erkenntnisse beleuchten eine Wahrheit, die Heilkundige, Schamanen und spirituelle Lehrer seit langem kennen: Das Ritual der Heilung—Aufmerksamkeit, Absicht und Glaube—ist genauso wichtig wie die Behandlung selbst.

Doch die wahre Kraft von *Mind Over Medicine* liegt nicht nur darin zu beweisen, dass Glaube heilt, sondern darin, Ihnen zu zeigen, wie Sie ihn anwenden können. In diesem Buch werden wir praktische Wege entdecken, Erwartung gezielt für Transformation zu nutzen—Methoden der Visualisierung, Selbstsuggestion und mentalen Vorbereitung, die das Gehirn trainieren, Heilungsreaktionen zu erzeugen. Sie werden lernen, wie Sie tägliche Gedanken in biochemische Botschaften der Genesung verwandeln, wie Sie durch Achtsamkeit Stresshormone senken und wie Sie eine Denkweise entwickeln, die Ihrem Körper Sicherheit und Vitalität vermittelt. Wir werden die Rolle von Dankbarkeit, innerem Dialog und Sinnfindung für langfristige Gesundheit untersuchen. Vor allem aber werden Sie erkennen, dass Ihr Körper auf jedes Wort hört, das Ihr Geist spricht. Wenn Sie den inneren Dialog von Angst zu Vertrauen, von Verzweiflung zu Hoffnung verändern, schreiben Sie neue Anweisungen für Ihre Biologie.

Die Ära einer Medizin, die Geist und Körper voneinander trennt, geht zu Ende. Die Zukunft der Heilung gehört denen, die ihre Verbundenheit verstehen. *Mind Over Medicine* ist sowohl eine Einladung als auch eine Herausforderung—zu erkennen, dass Heilung mit Bewusstsein beginnt, durch Absicht wächst und durch Glauben Wirklichkeit wird. Dieses Buch ist keine Ablehnung der Wissenschaft; es ist Wissenschaft in ihrer Weiterentwicklung. Es ist die Verbindung von Biologie und Bewusstsein, von Chemie und Gedanken, von Körper und Geist. Während Sie lesen, werden Sie erkennen, dass Ihr Gehirn nicht nur auf Krankheit reagiert, sondern Ihre Gesundheit aktiv mitgestaltet. Sie werden entdecken, dass Glaube kein Wunschdenken ist—er ist das Signal, das Ihren Zellen sagt, wie sie sich verhalten sollen.

Am Ende dieser Reise werden Sie verstehen, dass der Geist nicht nur Beobachter Ihrer Gesundheit ist, sondern ein aktiver Teilnehmer. Sie werden wissen, wie Sie Ihre eigenen Rituale der Heilung schaffen, wie Sie Erwartung in Medizin verwandeln und wie Sie Ihr Gehirn trainieren, für Sie zu arbeiten und nicht gegen Sie. Der Placeboeffekt ist keine Illusion—er ist der Beweis für das grenzenlose Potenzial, das in Ihnen liegt.

Kapitel 1: Die Wissenschaft des Glaubens – Wie das Gehirn Gedanken in Heilungssignale verwandelt

Seit Jahrhunderten existierten Medizin und Spiritualität in getrennten Welten. Ärzte konzentrierten sich darauf, den Körper zu behandeln, während Philosophen und Mystiker die Kraft des Geistes erforschten. Doch die moderne Neurowissenschaft beginnt, diese Lücke zu schließen, und zeigt, dass Glaube nichts Abstraktes ist – er ist biologisch. Jeder Gedanke, jede Emotion und jede Erwartung löst chemische Reaktionen im Gehirn aus, die beeinflussen, wie der Körper heilt, Infektionen bekämpft und Schmerz verarbeitet. Der Placeboeffekt, einst als medizinische Kuriosität abgetan, wird heute als messbarer und reproduzierbarer Prozess erkannt, bei dem Glaube die Gehirnaktivität, den Hormonhaushalt und die Funktion des Immunsystems verändert. Das Verständnis dieses Mechanismus ist der erste Schritt, um den eigenen Geist als aktives Werkzeug der Heilung zu nutzen.

Die Grundlage der glaubensbasierten Heilung liegt in der Neuroplastizität – der Fähigkeit des Gehirns, sich aufgrund von Erfahrungen und Erwartungen neu zu verdrahten. Wenn Sie Genesung erwarten, beginnt Ihr Gehirn, neuronale Wege aufzubauen, die zu dieser Überzeugung passen. Diese Erwartung aktiviert Regionen wie den präfrontalen Cortex (verantwortlich für Entscheidungsfindung und Antizipation), den anterioren cingulären Cortex (der Emotionen und Schmerz reguliert) und den Nucleus accumbens (das Belohnungszentrum). Diese Bereiche arbeiten zusammen und setzen Neurotransmitter wie Dopamin, Serotonin und Endorphine frei – Chemikalien, die mit Freude, Motivation und Schmerzlinderung verbunden sind. Schon der Akt des Glaubens an eine Verbesserung löst eine Kaskade biologischer Reaktionen aus, die den Effekten realer Medikamente ähneln.

Zahlreiche Studien haben gezeigt, wie stark diese Reaktion sein kann. In Doppelblindstudien berichteten Patienten, denen Zuckerpillen gegeben wurden, von einer Verringerung von Schmerzen, einer verbesserten Stimmung und sogar von physiologischen Veränderungen wie niedrigerem Blutdruck und verbesserter motorischer Funktion. Funktionelle MRT-Scans zeigten, dass die Gehirne dieser Patienten dieselbe neuronale Aktivität aufwiesen wie die von Patienten, die echte Medikamente erhalten hatten. Das Gehirn kann, wenn es von Heilung überzeugt ist, seine eigene Apotheke erzeugen. Das erklärt, warum Behandlungen, die von starkem Glauben, Vertrauen in den Arzt und positiven Erwartungen begleitet werden, oft erfolgreicher sind als solche, die mit Skepsis oder

Angst verbunden sind. Das Gehirn wird durch Placebos nicht getäuscht – es wird durch sie aktiviert.

Erwartung spielt auch eine direkte Rolle bei der Regulierung von Stresshormonen, die zu den einflussreichsten Faktoren für Gesundheit gehören. Wenn Sie glauben, sicher und unterstützt zu sein, reduziert Ihr Hypothalamus die Produktion von Cortisol und Adrenalin, wodurch Ihr Immunsystem optimal arbeiten kann. Chronische Angst, Sorgen oder Zweifel hingegen halten den Körper in einem Zustand von „Kampf oder Flucht" und lenken Ressourcen von Reparatur- und Verdauungsprozessen ab. Mit der Zeit wird diese Stressreaktion toxisch und führt zu Entzündungen, Müdigkeit und Krankheit. Glaube ist daher nicht nur emotional – er entscheidet darüber, ob Ihr Körper in Harmonie oder in Stress lebt. Zu lernen, Ihre Erwartungen bewusst zu steuern, ist eine medizinische Fähigkeit, die genauso wichtig sein kann wie jede Verschreibung.

Eine weitere wichtige Entdeckung in diesem Bereich ist, dass Glaube nicht nur das Gehirn beeinflusst – er wirkt direkt auf das Immunsystem. Die Psychoneuroimmunologie, die untersucht, wie der Geist die Immunität beeinflusst, hat gezeigt, dass Menschen, die Visualisierung, Meditation und positive Affirmationen praktizieren, mehr Antikörper produzieren und sich schneller von Infektionen und

Operationen erholen. Wenn das Gehirn glaubt, dass der Körper heilt, kommuniziert es über neurochemische Signale mit der Thymusdrüse, der Milz und dem lymphatischen System und weist Immunzellen an, ihre Aktivität zu erhöhen. Heilung ist daher kein passiver Prozess – sie ist ein Gespräch zwischen Geist und Körper, bei dem Gedanken die Sprache der Genesung sind.

Um diese Erkenntnisse praktisch zu nutzen, müssen Sie Ihr Gehirn darauf trainieren, Heilung zu erwarten, so wie ein Athlet für Leistung trainiert. Beginnen Sie damit, Ihre mentalen Muster zu erkennen. Achten Sie darauf, ob Ihr innerer Dialog Stärke oder Schwäche verstärkt. Das Unterbewusstsein akzeptiert das, was es am häufigsten hört, als Wahrheit. Ersetzen Sie Aussagen wie „Ich bin krank“ oder „Ich kann nicht besser werden“ durch Sätze wie „Mein Körper weiß, wie er heilen kann“ oder „Jede Zelle meines Körpers bewegt sich in Richtung Gleichgewicht und Vitalität“. Wiederholung verdrahtet neuronale Wege neu und stärkt den Glauben, bis er zur Gewohnheit wird. Visualisierung verstärkt diesen Prozess: Stellen Sie sich vor, wie Ihre Immunzellen Gewebe reparieren oder wie Ihre Organe vor Energie leuchten. Je klarer und emotional intensiver das Bild ist, desto stärker ist die biologische Reaktion des Gehirns.

Schließlich ist es wichtig zu verstehen, dass Glaube nicht bedeutet, die Realität zu leugnen – sondern sie zu beeinflussen. Sie können die Kraft der Erwartung nutzen und gleichzeitig Medikamente einnehmen, den Rat Ihres Arztes befolgen und medizinische Behandlungen durchführen. Der Schlüssel besteht darin, den Geist als Verbündeten zu nutzen und nicht nur als Beobachter. Wenn medizinische Versorgung mit fokussiertem Glauben kombiniert wird, entsteht eine Synergie – das Beste aus Wissenschaft und Bewusstsein. Das Ziel ist kein blinder Glaube, sondern ein bewusster, evidenzbasierter Vertrauen in die Fähigkeit Ihres Körpers zu heilen.

Die Wissenschaft ist eindeutig: Ihr Gehirn ist das fortschrittlichste Heilungsinstrument, das Sie jemals besitzen werden. Die Herausforderung besteht nun darin, zu lernen, wie man es gezielt lenkt. In den folgenden Kapiteln werden Sie Schritt für Schritt Methoden entdecken, um Glauben zu kultivieren, Emotionen zu regulieren und neurochemische Heilungsmuster zu aktivieren, die schon immer in Ihnen existiert haben. Heilung beginnt nicht mit einer Pille oder einer Diagnose, sondern mit einem Gedanken, der stark genug ist, Ihre Biologie zu verändern.

Der Patient, der durch Glauben heilte

Das Krankenzimmer war kalt und steril, erfüllt vom gleichmäßigen Rhythmus der Maschinen, die Zeit durch Pieptöne statt durch Herzschläge maßen. John Michaels, ein 47-jähriger Buchhalter, war mit einem aggressiven Magengeschwür diagnostiziert worden, das sich nicht heilen ließ. Nach Monaten mit Medikamenten, Ernährungsumstellungen und schlaflosen Nächten sagte ihm sein Arzt, dass Stress wahrscheinlich die Ursache sei. Doch für John war Stress ein Lebensstil. Sein Geist rechnete selbst in seinen Träumen mit Zahlen, und der Gedanke, sich „gesund zu denken", erschien ihm absurd. Dennoch wusste er tief im Inneren, dass ihm langsam die Optionen ausgingen.

Eines Nachmittags betrat eine neue Ärztin sein Zimmer – eine ruhige Frau namens Dr. Alana Reyes, die unter ihren Kollegen für unkonventionelle Methoden bekannt war. Sie setzte sich neben John, nicht mit einem Klemmbrett, sondern mit einem ruhigen Lächeln. „John", sagte sie, „was wäre, wenn Ihr Körper nicht das Problem ist? Was wäre, wenn er nur auf die Erlaubnis Ihres Geistes wartet, um mit der Heilung zu beginnen?" Er wollte fast lachen, doch etwas in ihrem Ton hielt ihn davon ab. Sie sprach nicht von Magie – sie beschrieb etwas, das er fühlen konnte, aber nie verstanden hatte.

Dr. Reyes erklärte ihm, dass das Gehirn Heilung durch Glauben und Erwartung beeinflussen kann. „Wenn Sie glauben, dass ein Medikament wirkt, setzt Ihr Gehirn Chemikalien frei, die es wahr machen", sagte sie. „Wenn Sie glauben, dass alles hoffnungslos ist, sagt Ihr Gehirn Ihrem Körper, Energie zu sparen und aufzuhören zu kämpfen." Sie schlug ein einfaches Experiment vor: Zehn Tage lang sollte John ein neues „fortschrittliches Medikament" einnehmen, das angeblich bemerkenswerte Ergebnisse gezeigt hatte. Was John nicht wusste, war, dass die Pillen Placebos waren – kleine Kapseln aus Zucker, die ausgewählt wurden, um die Fähigkeit seines Geistes zur Selbstheilung zu testen.

In den ersten Tagen war John skeptisch. Doch Dr. Reyes kam täglich vorbei und bestätigte seinen Fortschritt mit Wärme und Überzeugung. „Ihr Körper reagiert wunderbar", sagte sie, während er begann, wieder kleine Mahlzeiten zu essen. Ihr Vertrauen wurde ansteckend. Er begann sich vorzustellen, wie sich seine Magenschleimhaut reparierte, wie Zellen kleine Wunden schlossen wie sorgfältige Hände bei der Arbeit. Jedes Mal, wenn er sich das vorstellte, ließ der Schmerz etwas nach. Zum ersten Mal seit Monaten schlief er wieder die ganze Nacht durch.

Am siebten Tag hatten sich seine Symptome deutlich verbessert. Er fühlte sich leichter, klarer und stärker. Die Ärztin ordnete Tests an, und die Ergebnisse überraschten sie beide – seine Entzündungswerte waren gesunken und das

Geschwür wurde kleiner. Als sie ihm schließlich sagte, dass das Medikament ein Placebo gewesen war, saß John in stillem Staunen da. „Also ... habe ich das selbst gemacht?“, fragte er leise. Dr. Reyes nickte. „Ihr Gehirn hat es getan. Sie haben geglaubt – und Ihr Körper ist gefolgt.“

Diese Erkenntnis veränderte ihn für immer. John begann, sich mit Achtsamkeit, Visualisierung und Atemtechniken zu beschäftigen. Er erkannte, dass seine ständige Angst seinem Körper befohlen hatte, dauerhaft in Alarmbereitschaft zu bleiben und die Heilung zu verhindern. Indem er seinen inneren Dialog veränderte, gab er seinem Körper nun die Erlaubnis, sich auszuruhen und zu regenerieren. Innerhalb eines Monats war sein Geschwür vollständig verschwunden. Er hatte sich nicht nur erholt – er hatte eine Kraft entdeckt, von der er nicht wusste, dass sie existierte.

Jahre später erzählte John seine Geschichte auf Gesundheitskonferenzen, nicht als Wunderfall, sondern als Beweis für das, was die Wissenschaft bereits wusste: Das Gehirn hört auf den Glauben. Er sprach darüber, wie jeder Gedanke Signale durch den Körper sendet – wie Vertrauen, Hoffnung und Dankbarkeit messbare biologische Effekte erzeugen. „Früher dachte ich, Heilung kommt von außen nach innen“, sagte er oft, „aber jetzt weiß ich, dass sie von innen nach außen beginnt.“ Seine ruhige, klare Stimme trug die

Überzeugung eines Menschen, der diese Veränderung selbst erlebt hatte.

Wenn die Welt etwas als „nur den Placeboeffekt“ bezeichnet, verfehlt sie den eigentlichen Punkt. Für John war es nicht „nur“ irgendetwas – es war der Moment, in dem Geist und Körper wieder zusammenfanden. Es war der Beginn des Verständnisses, dass Heilung kein Wunder ist, das von der Medizin verliehen wird, sondern eine Zusammenarbeit zwischen Wissenschaft und Glauben. Seine Geschichte erinnert uns daran, dass jeder Mensch einen eingebauten Heiler in sich trägt – den Geist selbst – und dass wir Kräfte in uns erwecken, die kein Rezept ersetzen kann, wenn wir an diese Kraft glauben.

Kapitel 2: Die Apotheke des Gehirns – Wie Erwartungen echte Medizin erzeugen

Die Vorstellung, dass Ihr Geist seine eigene Medizin erzeugen kann, mag mystisch klingen, doch sie gehört zu den am besten dokumentierten Entdeckungen der modernen Neurowissenschaft. Das Gehirn besitzt die Fähigkeit, jede chemische Substanz zu produzieren, die für Heilung erforderlich ist—Schmerzmittel, Antidepressiva, entzündungshemmende Stoffe und sogar Immunverstärker—ohne eine einzige Pille. Diese Substanzen werden auf natürliche Weise durch einen Prozess synthetisiert, der von Gedanken, Emotionen und Erwartungen gesteuert wird. Das Gehirn reagiert nicht nur auf äußere Behandlungen; es stellt auch innere Medizin her, die die Wirkung pharmazeutischer Mittel nachahmen kann. Zu verstehen, wie diese innere Apotheke funktioniert, ist der Schlüssel, um das tiefste Heilungspotenzial Ihres Körpers freizusetzen.

Im Zentrum dieses Prozesses steht die Erwartungsreaktion. Wenn Sie Heilung oder Linderung erwarten, beginnt Ihr Gehirn bereits im Voraus damit, sich darauf vorzubereiten, und löst chemische Botenstoffe aus, die mit dieser Überzeugung übereinstimmen. Wenn Sie zum Beispiel erwarten, dass ein Schmerzmittel wirkt, setzt Ihr Gehirn Endorphine frei—seine eigene Version von Morphin—die an dieselben Opioidrezeptoren binden, auf die auch verschreibungspflichtige Medikamente abzielen. Wenn Sie erwarten, dass ein Antidepressivum Ihre Stimmung verbessert, erhöht Ihr Gehirn die Produktion von Serotonin und Dopamin. Wenn Sie erwarten, dass Ihr Immunsystem stärker wird, steigert Ihr Körper die Aktivität von Antikörpern. Das Gehirn übersetzt also Glauben direkt in Biochemie.

Diese selbst erzeugte Medizin ist nicht eingebildet—sie ist messbar. Studien mit bildgebenden Verfahren des Gehirns zeigen, dass bei Patienten, die ein Placebo einnehmen und glauben, es sei ein echtes Medikament, dieselben neuronalen Schaltkreise aktiviert werden wie bei der Einnahme des tatsächlichen Medikaments. Der einzige Unterschied liegt in der Quelle der Aktivierung: Die eine kommt von einer externen chemischen Substanz, die andere von einem internen Signal des Glaubens. Forscher an Universitäten wie Harvard, Stanford und Oxford haben dieses Phänomen immer wieder bestätigt. In Schmerzstudien zeigten Probanden, denen Kochsalzinjektionen gegeben wurden, denen aber gesagt wurde, sie erhielten starke Schmerzmittel, eine Verringerung der Schmerzintensität um bis zu 40 %. Ihre Körper produzierten die Schmerzmittel intern—nur weil ihre Gedanken glaubten, dass Linderung bevorstand.

Das erklärt auch, warum das Ritual der Medizin—der weiße Kittel, die sterile Umgebung, die ruhige Autorität eines Arztes—so tiefgreifende Wirkungen haben kann. Jeder sensorische Hinweis signalisiert dem Gehirn, dass Heilung bevorsteht. Diese sensorische und emotionale Sicherheit aktiviert die innere Apotheke und verwandelt Vertrauen in eine biologische Reaktion. Umgekehrt schwächt Zweifel oder Misstrauen gegenüber einer Behandlung deren Wirkung. Erwartungen können Heilung verstärken oder blockieren, je nachdem, welche emotionale Energie sie tragen. Die Kraft des Glaubens ist nicht passiv—sie ist richtungsweisend. Sie sagt dem Körper, wie er reagieren soll.

Betrachten wir, wie die Apotheke des Gehirns unter verschiedenen Bedingungen arbeitet. Bei der Schmerzregulation kommuniziert der präfrontale Cortex (der Bedeutung und Erwartung verarbeitet) mit der periaquäduktalen grauen Substanz im Mittelhirn, um körpereigene Opioide freizusetzen. Bei Stimmungsstörungen erhöhen das ventrale Striatum und der Nucleus accumbens den Dopaminspiegel, wenn Hoffnung vorhanden ist. Selbst das Immunsystem reagiert: Der Hypothalamus sendet über das autonome Nervensystem Signale aus, um die Immunaktivität je nach mentalem Zustand zu stimulieren oder zu unterdrücken. Jedes System im Körper ist darauf ausgelegt, auf Wahrnehmung zu reagieren. Deshalb sind Visualisierung,

Dankbarkeit und Vertrauen nicht nur emotionale Übungen—sie sind biochemische Interventionen.

Der Schlüssel zur bewussten Aktivierung dieser natürlichen Apotheke liegt in Wiederholung und emotionaler Kohärenz. Das Gehirn reagiert nicht nur auf Worte; es reagiert auf die emotionale Überzeugung dahinter. Einfach zu sagen „Ich glaube, dass ich heilen werde" reicht nicht aus—der Glaube muss sich wie eine Wahrheit anfühlen. Hier kommen Visualisierung und sensorische Vorstellungskraft ins Spiel. Je lebendiger Sie sich den Heilungsprozess vorstellen—die Wärme von Licht, das Ihren Körper erfüllt, die Erneuerung von Gewebe, die Energie, die das Gleichgewicht wiederherstellt—desto stärker kodiert das Gehirn dieses Szenario als Realität. Es reagiert darauf, indem es Chemikalien produziert, die mit dieser Vision übereinstimmen. Das Unterbewusstsein kann zwischen vorgestellter Erfahrung und physischer Erfahrung nicht unterscheiden; es behandelt beide als real.

In der Praxis erfordert die Aktivierung Ihrer inneren Apotheke drei Schritte: Glaube, Verkörperung und Verstärkung. Erstens wählen Sie eine Überzeugung, die mit Heilung übereinstimmt („Mein Körper heilt perfekt", „Mein Geist und mein Körper arbeiten zu meinem Wohl zusammen"). Zweitens verkörpern Sie diesen Glauben durch emotionale und sensorische

Erfahrung—sehen, fühlen und vertrauen Sie dem Prozess, als würde er bereits stattfinden. Drittens verstärken Sie ihn durch Beständigkeit. Neuroplastizität erfordert Wiederholung; je häufiger Sie diese neuronalen Wege aktivieren, desto automatischer werden sie. Mit der Zeit beginnt Ihr Gehirn, heilende Chemikalien allein als Reaktion auf Ihren Glauben freizusetzen.

Dies ist keine Ablehnung der äußeren Medizin, sondern eine Erweiterung ihrer Wirkung. Wenn Sie Medikamente mit Vertrauen und Dankbarkeit einnehmen, verstärkt die Apotheke Ihres Gehirns deren Effekt. Wenn Sie ihnen mit Angst oder Zweifel begegnen, kann das Ergebnis abgeschwächt werden. Auf diese Weise werden Sie zum Mitgestalter Ihres Heilungsprozesses. Körper und Geist sind nicht länger getrennt—sie sind Partner auf dem Weg zur Genesung.

Die Apotheke Ihres Gehirns ist immer geöffnet. Sie wartet auf Ihre Anweisung—auf Ihren Glauben, Ihre Vision und Ihr Vertrauen—um mit der Herstellung der Chemie der Gesundheit zu beginnen. Jeder Gedanke ist ein Rezept, jede Emotion eine Dosierung, jeder Moment des Vertrauens ein Heilungssignal. Die größte Medizin, die Sie jemals einnehmen werden, ist die, die Ihr eigener Geist erschafft.

Die Frau, die ohne eine Pille heilte

Als Sarah zum ersten Mal die Klinik betrat, wirkte sie erschöpft und hoffnungslos. Ihre Migräne hatte sie seit Jahren gequält—ein lähmender Schmerz, gegen den keine Behandlung wirkte. Sie hatte Neurologen aufgesucht, jede erdenkliche Medikation ausprobiert und sogar experimentelle Therapien durchlaufen. Nichts half. Die Kopfschmerzen kamen wie Stürme—dunkel und erbarmungslos—raubten ihr den Schlaf und ihre Arbeitsfähigkeit. Sie hatte aufgehört zu glauben, dass ihr noch irgendetwas helfen könnte.

Ihr neuer Arzt, Dr. Paul Mercer, war ruhig und bedacht. Er hörte ihr zu, ohne sie zu unterbrechen, sein Notizblock blieb unberührt. „Sarah", sagte er schließlich sanft, „ich glaube, Ihr Gehirn hat Schmerz als Gewohnheit gelernt. Aber Gewohnheiten kann man verlernen." Sie runzelte die Stirn. „Sie sagen also, das ist alles nur in meinem Kopf?", fragte sie scharf. Er lächelte leicht. „Alles befindet sich im Kopf. Aber das ist eine gute Nachricht—denn das bedeutet, dass auch die Lösung dort ist."

Er stellte ihr eine neue Studie vor, ein Medikament, das angeblich entwickelt wurde, um die Schmerzreaktion des Gehirns „neu zu trainieren". Er erklärte detailliert, wie es funktionieren sollte—wie es ihre Neuronen stabilisieren, Entzündungen beruhigen und das Gleichgewicht wiederherstellen würde. Sarah verließ die Praxis mit einer kleinen Flasche Kapseln und einem Funken von etwas, das sie seit Jahren nicht mehr gespürt hatte—Hoffnung. Zum ersten Mal glaubte sie, dass Heilung möglich sein könnte.

Die Kapseln waren in Wahrheit Placebos—kleine Kügelchen aus Salz und Zucker. Doch der Glaube, den sie in sich trugen, war mächtig. Nach drei Tagen bemerkte Sarah etwas Seltsames: Der Schmerz begann nachzulassen. Er war nicht verschwunden, aber schwächer, als hätte jemand einen Dimmer heruntergedreht. Jeden Morgen wiederholte sie, was Dr. Mercer gesagt hatte: „Dieses Medikament trainiert dein Gehirn neu. Es hilft dir zu heilen.“ Mit jeder Wiederholung wurde ihre Überzeugung stärker.

In der zweiten Woche hatten ihre Migräneanfälle deutlich an Intensität und Häufigkeit verloren. Manchmal vergingen ganze Tage ohne Schmerz. Ihr Mann bemerkte die Veränderung in ihrer Haltung, ihrer Energie und sogar in ihrem Lachen. Sie wurde wieder die Frau, die sie früher gewesen war. Als Dr. Mercer sie zur Nachuntersuchung sah, bemerkte er, dass ihre Augen klar und ihre Schultern entspannt waren. Er lächelte—denn er wusste, was sie noch nicht wusste: Ihr Gehirn hatte begonnen, seine eigenen Schmerzmittel zu produzieren. Endorphine und Serotonin durchfluteten ihren Körper und wirkten genauso wie das

Medikament, von dem sie glaubte, es einzunehmen. Ihr Glaube war zu Biologie geworden.

Als er ihr schließlich die Wahrheit sagte, blieb Sarah lange still. Dann lachte sie leise, Tränen glänzten in ihren Augen. „Also habe ich mich selbst geheilt?“, fragte sie. „Sie haben Ihrem Gehirn beigebracht, wie es heilen kann“, antwortete er. „Die Medizin war die ganze Zeit in Ihnen.“

Dieser Tag veränderte ihr Verständnis ihres Körpers für immer. Sie setzte ihre Praxis der Visualisierung und Dankbarkeit fort—diesmal ohne Pillen. Jeden Morgen stellte sie sich vor, wie ihr Gehirn in ruhigem Licht erstrahlte, wie sich die Schmerzbahnen lösten wie reparierte Kabel. Innerhalb von zwei Monaten verschwanden ihre Migräneanfälle vollständig und kehrten nie zurück.

Jahre später wurde Sarah Gesundheitsdozentin und erzählte ihre Geschichte Menschen mit chronischen Krankheiten. Sie begann ihre Vorträge oft, indem sie eine leere Medikamentenflasche hochhielt und sagte: „Das war meine Heilung.“ Das Publikum lachte zunächst, doch wurde dann still, als sie erklärte, wie ihr eigener Glaube die Apotheke ihres Gehirns aktiviert hatte. „Der Arzt hat mir keine Medizin gegeben“, sagte sie. „Er hat mir die Erlaubnis gegeben, wieder zu glauben.“

Ihre Geschichte wurde zu einem Zeugnis einer der größten Wahrheiten der Heilung—dass der Geist, wenn er Hoffnung erhält, Wunder hervorbringen kann, die die Wissenschaft inzwischen messen kann. Die Chemikalien von Vertrauen, Erwartung und Glauben sind real. Sie können Schmerzen lindern, das Immunsystem stärken und den Körper von innen heraus erneuern. Sarahs Heilung war kein Rätsel—sie war Biologie, erleuchtet durch Glauben.

Kapitel 3: Der Nocebo-Effekt – Wenn Angst krank macht

Für jede positive Erwartung, die Heilung fördern kann, gibt es ihr Gegenteil—eine negative Erwartung, die Schaden anrichten kann. Dieses Phänomen wird als **Nocebo-Effekt** bezeichnet, das dunkle Spiegelbild des Placebo-Effekts. Während der Glaube an Heilung Genesung auslösen kann, kann der Glaube an Gefahr, Zweifel oder Hoffnungslosigkeit reale Krankheit hervorrufen. Der Nocebo-Effekt zeigt, dass das Gehirn nicht zwischen guten oder schlechten Suggestionen unterscheidet; es folgt einfach der dominanten Geschichte, die ihm vermittelt wird. Wenn Angst oder Misstrauen die Kontrolle übernehmen, gehorcht der Körper diesen Signalen genauso zuverlässig wie Signalen des Vertrauens und der Zuversicht. Das zu verstehen ist entscheidend, wenn wir die Kontrolle über unsere Gesundheit und die Sprache, mit der wir sie beschreiben, zurückgewinnen wollen.

Der Begriff „Nocebo“ stammt vom lateinischen *nocere*, was „schaden“ bedeutet. Er wurde erstmals von Forschern verwendet, die bemerkten, dass Patienten manchmal negative Nebenwirkungen erlebten, obwohl sie lediglich wirkungslose Behandlungen erhalten hatten. Wenn ihnen gesagt wurde, dass eine Pille Übelkeit verursachen könnte, wurde manchen tatsächlich übel. Wenn sie gewarnt wurden, dass eine Injektion Schwindel auslösen könnte, fühlten sie sich benommen. Die einzige wirkliche „Ursache“ war der Glaube—Erwartung, die sich als physiologischer Stress im Körper manifestierte. Diese Empfindungen waren nicht eingebildet; medizinische Bildgebung und hormonelle Tests bestätigten echte Veränderungen. Schon die bloße Suggestion von Schaden reichte aus, um dieselben biologischen Wege zu aktivieren, die auch durch ein Gift oder eine Verletzung ausgelöst werden.

Der Mechanismus hinter dem Nocebo-Effekt liegt im **vorhersagenden Modell der Realität**, das das Gehirn ständig erstellt. Der Geist antizipiert fortlaufend mögliche Ergebnisse auf Grundlage früherer Erfahrungen, Überzeugungen und emotionaler Stimmung. Wenn das Gehirn Gefahr oder Unbehagen erwartet, setzt es Stresshormone wie Cortisol, Adrenalin und Noradrenalin frei. Diese Chemikalien bereiten den Körper auf Verteidigung vor, spannen die Muskeln an, erhöhen die Herzfrequenz und unterdrücken das Immunsystem. Mit der Zeit hält eine dauerhafte negative Erwartung den Körper in einem Kreislauf aus Entzündung und Angst gefangen. Chronischer Stress wird zu einer Art **selbsterfüllender Prophezeiung**, bei der die Erwartung von Krankheit die Bedingungen schafft, unter denen Krankheit entstehen kann.

Leider können medizinische Umgebungen diesen Effekt manchmal verstärken. Eine ungeschickt formulierte Diagnose, eine zu technische Beschreibung von Risiken oder ein Ausdruck von Unsicherheit durch den Arzt kann eine Kaskade angstbasierter Reaktionen beim Patienten auslösen. Studien zeigen, dass Patienten, denen gesagt wird, ein Eingriff „könnte schmerzhaft sein", deutlich mehr Schmerz berichten als Patienten, denen neutrale oder beruhigende Worte vermittelt werden. Worte, Tonfall und Körpersprache sind **chemische Auslöser**—Botschaften, die das Gehirn in physiologische Reaktionen übersetzt. Dieselbe medizinische Autorität, die durch Vertrauen heilen kann, kann durch Suggestion auch Schaden anrichten.

Der Nocebo-Effekt entsteht jedoch nicht nur durch äußere Warnungen; er wächst auch aus dem **inneren Dialog**. Gedanken wie „Ich werde nie wieder gesund", „Das ist eben mein Pech" oder „Mit mir stimmt bestimmt etwas Schlimmes nicht" veranlassen das Gehirn, defensive Chemikalien statt regenerativer Stoffe freizusetzen. Solche Gedanken halten das Nervensystem im Kampf-oder-Flucht-Modus, verengen die Blutgefäße der Organe und verlangsamen die Genesung. Mit der Zeit wird das Immunsystem schwächer, die Verdauung leidet und Müdigkeit verstärkt sich. Der Körper funktioniert nicht falsch—er reagiert perfekt auf die Geschichte, die ihm erzählt wird.

Um den Nocebo-Effekt zu überwinden, müssen wir lernen, bewusst zu filtern, was wir als Wahrheit akzeptieren. Jede Information über Gesundheit trägt emotionale Energie, und das Gehirn reagiert entsprechend. Statt beängstigende Aussagen einfach zu übernehmen, halten Sie inne und formulieren Sie sie neu. Ersetzen Sie „Ich bin gefährdet" durch „Mein Körper ist widerstandsfähig und kann sich anpassen". Statt „Dieser Schmerz wird schlimmer werden", wählen Sie „Mein Körper signalisiert mir, langsamer zu werden und zu heilen". Das ist keine Verleugnung der Realität—es ist die bewusste Entscheidung für ein anderes Drehbuch, dem Ihre Biologie folgen soll. Das Gehirn ist ein Geschichtenerzähler; Ihre Aufgabe ist es, **der Herausgeber dieser Geschichte zu werden**.

Auch im Gesundheitswesen wächst das Bewusstsein für die ethische Verantwortung der Kommunikation. Einige Krankenhäuser schulen Ärzte inzwischen darin, **heilende Sprache** zu verwenden—mit Fokus auf Sicherheit, Stärke und Zusammenarbeit statt auf Risiko und Unsicherheit. Ein Beispiel: Statt zu sagen „Es besteht eine 10-prozentige Wahrscheinlichkeit des Scheiterns", könnte ein Arzt sagen „Es besteht eine 90-prozentige Chance auf Erfolg". Die Zahlen sind identisch, doch die Wirkung auf das Nervensystem des Patienten ist völlig unterschiedlich. Optimistische Formulierungen senken den Cortisolspiegel, während negative

Formulierungen ihn erhöhen. Worte sind buchstäblich **Medizin—oder Gift**, je nachdem, wie sie verwendet werden.

Auf persönlicher Ebene ist **Bewusstsein** die beste Verteidigung gegen den Nocebo-Effekt. Achten Sie auf die Geschichten, die Sie über Ihre Gesundheit erzählen. Beschreiben Sie sich selbst als „krank“, „kaputt“ oder „immer vom Pech verfolgt“? Diese Worte tragen neurologisches Gewicht. Beginnen Sie, sie durch Identitätsaussagen zu ersetzen, die Vitalität bestätigen: „Ich bin stark“, „Mein Körper weiß, wie er heilen kann“, „Jede Zelle arbeitet für mich“. Mit der Zeit verändert die emotionale Kraft dieser Aussagen das Vorhersagemodell des Gehirns. Es beginnt, Gesundheit statt Verfall zu erwarten—und der Körper folgt dieser Erwartung mit entsprechender Chemie.

Der Nocebo-Effekt erinnert uns daran, dass **Glaube neutral ist**—er erschafft das, worauf er gerichtet wird, ob Heilung oder Schaden. Ihr Ziel ist nicht, Angst zu unterdrücken, sondern die Aufmerksamkeit umzulenken. Konzentrieren Sie sich nicht darauf, was schiefgehen könnte, sondern darauf, was bereits gut funktioniert. Jedes Mal, wenn Sie einen Gedanken des Vertrauens statt einen Gedanken des Zweifels wählen, schließen Sie die Tür zum Nocebo-Effekt und öffnen den Weg zur natürlichen Heilungsintelligenz Ihres Körpers. Ihr Geist kann Krankheit oder Gesundheit erschaffen—der Unterschied liegt in der Geschichte, die Sie wählen zu glauben.

Der Patient, der aus Angst krank wurde

Es begann mit einem einzigen Telefonanruf. Michael Anders, ein 55-jähriger Lagerleiter, war zu einer Routineuntersuchung gegangen. Als die Arztpraxis zurückrief und um einen weiteren Termin bat, um „die Ergebnisse zu besprechen", überrollte ihn eine Welle kalter Angst. Als er schließlich in der Klinik ankam, waren seine Handflächen schweißnass. Der Arzt erklärte vorsichtig, dass einer seiner Laborwerte „verdächtig" aussehe und weitere Tests nötig seien. Michael hörte kaum die Details. Das Wort *verdächtig* hallte in seinem Kopf wider wie ein Urteil.

In dieser Nacht konnte er nicht schlafen. Seine Gedanken drehten sich in immer schlimmere Szenarien. Er stellte sich Krebs vor, Krankenhausaufenthalte und den mitleidigen Blick seiner Familie. Innerhalb weniger Tage begann er sich körperlich krank zu fühlen. Sein Appetit verschwand, sein Magen krampfte sich zusammen und ein dumpfer Schmerz breitete sich in seiner Brust aus. Am Ende der Woche war er überzeugt, dass sein Körper zusammenbrach. Die Müdigkeit war real, der Schmerz eindeutig. Seine Frau drängte ihn, sich auszuruhen, doch seine Angst wuchs nur noch stärker. „Ich weiß, dass etwas nicht stimmt", sagte er. „Ich kann es fühlen."

Als er schließlich wieder zum Arzt ging, waren die neuen Testergebnisse vollkommen normal. Der ursprüngliche Laborwert war durch einen vorübergehenden technischen Fehler entstanden. Michael war völlig gesund. Doch zu diesem Zeitpunkt war sein Körper erschöpft, seine Entzündungswerte erhöht und sein Blutdruck gefährlich hoch. Seine Angst hatte einen physiologischen Sturm ausgelöst. Der Arzt war erleichtert, aber auch erstaunt. „Sie haben sich selbst in Krankheit gestresst", sagte er sanft. „Ihr Geist glaubte, dass Sie sterben, und Ihr Körper hat sich darauf vorbereitet."

In den folgenden Wochen verschwanden Michaels Symptome langsam, während er verarbeitete, was passiert war. Er hatte die Macht der Erwartung erlebt—aber in umgekehrter Richtung. Seine Gedanken hatten chemische Reaktionen ausgelöst, die denen einer echten Krankheit glichen. Jede Vorstellung eines schlimmen Szenarios hatte Cortisol- und Adrenalinschübe ausgelöst. Sein Nervensystem war ständig in Alarmbereitschaft gewesen, sein Körper im Verteidigungsmodus gefangen. Er erkannte, dass sein Leiden nicht durch Krankheit verursacht worden war, sondern durch **die Angst vor Krankheit**.

Eines Tages, während er eine Dokumentation über den Placebo-Effekt sah, machte es plötzlich Klick. Wenn Glaube heilen kann, dann kann Angst auch krank machen. Er begann über den Nocebo-Effekt zu lesen und erfuhr, dass Menschen oft Nebenwirkungen von Medikamenten erleben, die sie nie genommen hatten, oder Symptome entwickeln, nachdem sie online über Krankheiten gelesen hatten. In jeder Geschichte erkannte er sich selbst wieder. Entschlossen, etwas zu ändern, begann Michael, Achtsamkeit zu praktizieren und jeden Gedanken aufzuschreiben, der Angst auslöste. Immer wenn er bemerkte, dass er das Schlimmste erwartete, hielt er inne und ersetzte den Gedanken durch eine stärkende Aussage: „Ich bin gesund. Mein Körper weiß, was er tut. Ich bin im Moment sicher."

Zuerst fühlte sich das erzwungen und fast lächerlich an. Doch innerhalb einer Woche bemerkte er subtile Veränderungen—sein Herzschlag wurde ruhiger, seine Verdauung besser und er begann wieder zu schlafen. Mit jedem Tag löste sich die Spannung in seinen Schultern, die monatelang dort gesessen hatte. Er erkannte, dass sein Körper die ganze Zeit auf seine Gedanken gehört hatte und jede Angst in einen physischen Befehl übersetzt hatte. Sobald er die Botschaft änderte, antwortete sein Körper mit Ruhe.

Monate später wurde Michael zu einem Verfechter der **„mentalen Hygiene“**. Wenn Kollegen über gesundheitliche Ängste sprachen, sagte er oft: „Seid vorsichtig, was ihr glaubt. Euer Körper hört zu.“ Seine Geschichte verbreitete sich in seiner Gemeinde und half anderen zu verstehen, wie leicht Angst sich als Krankheit verkleiden kann. Er predigte keinen blinden Optimismus—er lehrte Bewusstsein. „Ich sage nicht, dass man Warnsignale ignorieren soll“, erklärte er. „Aber man sollte sie auch nicht erfinden.“

Jahre später dachte er oft an diese Woche des Schreckens zurück, die ihn beinahe zerstört hätte. Sie wurde sein Lehrer. Er hatte gelernt, dass der menschliche Geist mächtig genug ist, Schmerz, Panik und sogar physiologische Störungen zu erzeugen—aber auch mächtig genug, sie wieder aufzulösen. Dieselbe Energie, die ihn einst krank gemacht hatte, schützte ihn nun. Indem er seine Gedanken beherrschte, gewann er seinen Körper zurück.

Der Nocebo-Effekt bleibt eine der demütigendsten Lektionen der Neurowissenschaft: **Was wir fürchten, können wir manifestieren.** Michaels Geschichte ist keine Ausnahme—sie ist ein Spiegel für uns alle. Jeden Tag schreiben unsere Worte, Gedanken und Erwartungen stille Rezepte in die Chemie unseres Blutes. Die Entscheidung liegt immer darin, ob diese Rezepte heilen oder schaden.

Kapitel 4: Die heilende Sprache – Wie Worte die Biologie verändern

Jedes Wort, das Sie hören, sprechen oder denken, hat biologische Konsequenzen. Die moderne Neurowissenschaft hat gezeigt, dass Sprache die Realität nicht nur beschreibt—sie formt sie. Die Worte, die Sie verwenden, wirken wie Anweisungen an Ihr Nervensystem und lösen emotionale und chemische Reaktionen aus, die jedes Organ und jede Zelle beeinflussen. Wenn Sie Worte des Trostes, des Vertrauens und der Möglichkeit aussprechen, produziert Ihr Körper Hormone, die Heilung und Gleichgewicht unterstützen. Wenn Sie hingegen Worte der Angst, der Niederlage oder der Begrenzung wiederholen, setzt Ihr Körper Stresschemikalien frei, die das Immunsystem stören, Entzündungen verstärken und Reparaturprozesse verlangsamen. In diesem Sinne ist Sprache nicht symbolisch—sie ist physiologisch. Ihr Wortschatz wird zum Bauplan, dem Ihr Gehirn folgt, um Ihre Erfahrung von Gesundheit zu gestalten.

Das menschliche Gehirn interpretiert Worte als sensorische Ereignisse, nicht als bloße Abstraktionen. Wenn jemand zum Beispiel sagt: „Ich fühle mich sicher“, reduziert die Amygdala—das Angstzentrum des Gehirns—ihre Aktivität, während der präfrontale Cortex die Kontrolle über emotionale

Reaktionen stärkt. Im Gegensatz dazu kann das Hören oder Denken negativer Worte wie „Schmerz", „Angst" oder „krank" dieselben neuronalen Wege aktivieren wie reale physische Bedrohungen. Deshalb können freundliche Worte beruhigen und harte Worte verletzen. Das Nervensystem hört aufmerksam auf die Geschichten, die wir uns selbst erzählen, und behandelt sie wie Realität. Mit der Zeit kann die Wiederholung bestimmter sprachlicher Muster das Gehirn entweder in Richtung Resilienz oder in Richtung chronischen Stress umprogrammieren.

Wissenschaftliche Studien bestätigen, dass die Sprache, die in medizinischen Situationen verwendet wird, messbare Auswirkungen auf die Ergebnisse von Patienten hat. In einem Experiment berichteten Patienten, denen gesagt wurde, ein Eingriff würde „ein wenig Druck" verursachen, deutlich weniger Schmerz als jene, denen gesagt wurde, er würde „wehtun". Die Physiologie war identisch, doch die Sprache rahmte die Erfahrung unterschiedlich ein. Worte verändern Wahrnehmung, und Wahrnehmung verändert Biologie. Das Gehirn übersetzt verbale Hinweise in chemische Botenstoffe, die Herzfrequenz, Immunaktivität und sogar Genexpression beeinflussen. Kommunikation ist im Grunde Chemie.

Dasselbe Prinzip gilt für Selbstgespräche—den inneren Dialog, der täglich durch Ihren Geist läuft. Viele Menschen sind sich nicht bewusst, wie oft sie schädliche Sprache gegen sich selbst verwenden. Sätze wie „Ich bin kaputt“, „Ich werde nie gesund“ oder „Mein Körper arbeitet gegen mich“ werden zu mentalen Skripten, denen das Gehirn zu gehorchen beginnt. Diese Aussagen signalisieren dem Hypothalamus, Stresshormone freizusetzen, wodurch der Körper auf Schutz statt auf Reparatur programmiert wird. Heilung erfordert ein anderes sprachliches Umfeld—eines, das von Beruhigung, Dankbarkeit und Vertrauen geprägt ist. Wenn Sie sagen: „Mein Körper weiß, wie er heilen kann“, aktivieren Sie parasympathische Wege, die mit Ruhe, Regeneration und Wachstum verbunden sind. Mit der Zeit programmieren diese Signale Ihre Physiologie in Richtung Gesundheit um.

Dieses Konzept ist keineswegs neu. Alte Heiltraditionen—von schamanischen Ritualen bis zu religiösen Gebeten—kannten seit Langem die Kraft gesprochener Absicht. Gesänge, Affirmationen und heilige Worte wurden seit Jahrtausenden verwendet, um Gedanken und Emotionen mit Gesundheit in Einklang zu bringen. Die Wissenschaft erklärt heute warum: Rhythmus und Wiederholung stabilisieren Gehirnwellen, während positive verbale Ausdrücke die Spiegel von Dopamin und Serotonin erhöhen. Ob laut ausgesprochen oder still wiederholt—heilende Sprache wirkt wie eine neurochemische Frequenz, die die inneren Systeme des Körpers lenkt.

Um dies im eigenen Leben anzuwenden, beginnen Sie mit bewusster Aufmerksamkeit für Ihren täglichen Wortschatz. Achten Sie darauf, wie Sie Ihren Körper, Ihre Krankheit und Ihre Umstände beschreiben. Ersetzen Sie destruktive Formulierungen durch konstruktive. Statt zu sagen „Ich habe ständig Schmerzen“, versuchen Sie „Mein Körper lernt, sich zu entspannen und zu heilen“. Statt „Ich werde alt“, sagen Sie „Ich werde jedes Jahr weiser und stärker“. Diese Veränderungen mögen subtil erscheinen, doch sie verändern den emotionalen Ton, mit dem Ihr Gehirn Erfahrungen interpretiert. Jedes Mal, wenn Sie einen Gedanken neu formulieren, verändern Sie buchstäblich den neurochemischen Code, dem Ihr Körper folgt.

Ebenso wichtig ist es, die Sprache bewusst auszuwählen, die Sie in Ihre Umgebung lassen. Die Gespräche, die Sie hören, die Nachrichten, die Sie konsumieren, und die Menschen, mit denen Sie sich umgeben, beeinflussen Ihr Unterbewusstsein. Umgeben Sie sich mit Worten, die aufbauen statt entmutigen. Je öfter Ihr Geist von Möglichkeiten, Genesung und Wachstum hört, desto stärker werden diese neuronalen Wege. Heilende Sprache ist ansteckend—sie verbreitet sich von Nervensystem zu Nervensystem durch Tonfall, Präsenz und Absicht. Deshalb beschleunigen unterstützende Gemeinschaften die Genesung: Sie ersetzen Angst durch Zuversicht und Isolation durch Zugehörigkeit.

Schließlich sollten Sie sich daran erinnern, dass Stille genauso heilend sein kann wie Worte. Wenn Sie den Geist beruhigen, geben Sie Ihrem Nervensystem Raum, sich neu auszurichten. Meditation, tiefes Atmen oder einfach stilles Sitzen in Dankbarkeit verwandeln inneres Gedankenrauschen in friedvolle Aufmerksamkeit. In dieser Ruhe produziert das Gehirn Oxytocin, Serotonin und andere Hormone, die mit Sicherheit und Verbindung verbunden sind. Sprache ist mächtig, doch in den Pausen zwischen den Worten beginnt oft die tiefste Heilung.

Die Medizin der Zukunft wird sich nicht nur auf Medikamente oder Verfahren stützen—sie wird auch auf Kommunikation beruhen. Ärzte, Therapeuten und Patienten werden gleichermaßen erkennen, dass jedes Wort, das in einem heilenden Kontext gesprochen wird, Energie trägt, die entweder die angeborene Intelligenz des Körpers aktivieren oder unterdrücken kann. Die Sprache der Heilung beginnt mit Bewusstsein und wächst durch bewusste Wahl. Jedes Wort, das Sie verwenden, ist eine Dosis Medizin—oder ein Tropfen Gift. Wählen Sie Ihre Worte weise, und Ihre Biologie wird zuhören.

Der Arzt, der mit Worten heilte

Als Dr. Elena Vargas zum ersten Mal das Zimmer ihres Patienten betrat, bemerkte sie sofort etwas Ungewöhnliches. Die Krankenakte zeigte einen Mann im Abwärtstrend—Mr. Lawrence Greene, zweiundsechzig Jahre alt, mit postoperativen Komplikationen und chronischer Angst. Doch was sie am meisten berührte, waren nicht die medizinischen Werte, sondern der Ausdruck von Angst in seinen müden Augen. „Man hat mir gesagt, ich könnte mich vielleicht nicht erholen“, flüsterte er, als sie sich vorstellte. Das Wort *vielleicht* hing wie ein Urteil in der Luft.

Dr. Vargas setzte sich neben sein Bett und nahm seine Hand. Ihre Stimme war ruhig und bedacht. „Mr. Greene“, sagte sie leise, „Ihr Körper heilt bereits. Wir müssen ihn nur unterstützen.“ Er blinzelte überrascht, als hätte er sich verhört. Sie fuhr fort: „Die Operation war schwierig, aber Ihr Körper weiß genau, was er als Nächstes tun muss. Jede Zelle arbeitet zu Ihrem Vorteil.“ Die Monitore neben dem Bett zeigten eine kleine Veränderung—sein Herzschlag wurde ruhiger, seine Atmung gleichmäßiger.

In den folgenden Tagen achtete sie bewusst darauf, ihre Worte sorgfältig zu wählen. Sie vermied Begriffe wie „Risiko“, „Komplikation“ oder „Versagen“. Stattdessen sprach sie von „Fortschritt“, „Stabilität“ und „Verbesserung“. Beim Verbandswechsel sagte sie: „Sie werden jeden Tag stärker“, statt „Das könnte ein wenig wehtun“. Für Außenstehende mochte dieser Ansatz trivial erscheinen—reine Wortwahl. Doch für Mr. Greene bedeutete er alles. Die Angst, die ihn zuvor erschöpft hatte, begann zu verschwinden.

Seine Genesung, die wochenlang stagniert hatte, beschleunigte sich plötzlich. Sein Appetit kehrte zurück, seine Entzündungswerte sanken und seine Beweglichkeit verbesserte sich. Die Krankenschwestern nannten es „die wundersame Wendung“, doch Dr. Vargas wusste, dass es kein Wunder war. Es war Biologie, die auf Sprache reagierte. Indem sie angstbesetzte Worte durch unterstützende ersetzte, hatte sie seine Erwartung neu programmiert—und sein Körper war gefolgt.

Eines Nachmittags, als sie sein Zimmer betrat, lächelte Mr. Greene zum ersten Mal. „Sie sprechen anders mit mir als die anderen“, sagte er. „Wenn Sie sprechen, habe ich das Gefühl, dass ich wieder gesund werden kann.“ Sie lächelte zurück. „Das liegt daran, dass Sie es können“, antwortete sie. „Und dass Sie es bereits tun.“ Als er eine Woche später entlassen wurde, applaudierte das Personal seinem Fortschritt. In seiner Akte wurde der Fall als „spontane Verbesserung“ vermerkt. Doch Dr. Vargas bevorzugte einen anderen Ausdruck: **„sprachliche Heilung“**.

Jahre später begann sie, einen Kurs mit dem Titel *Die Sprache der Genesung* für Medizinstudenten zu unterrichten. Dort erklärte sie, dass Tonfall, Formulierung und Absicht genauso wichtig seien wie Dosierung und Diagnose. Sie zeigte, dass das Gehirn Sprache nicht als Information, sondern als Richtung interpretiert. „Wenn Sie sagen: ‚Das wird wehtun', bereitet sich das Gehirn auf Schmerz vor. Wenn Sie sagen: ‚Sie werden eine kurze Empfindung spüren', bereitet es sich auf Ruhe vor", erklärte sie. „Heilung beginnt mit der Interpretation von Worten im Geist."

In einer Vorlesung hob ein skeptischer Student die Hand. „Sie sagen also, dass Worte Krankheiten heilen können?" Dr. Vargas lächelte ruhig. „Nein", antwortete sie. „Ich sage, dass Worte die Fähigkeit des Körpers freisetzen können, sich selbst zu heilen."

Sie erzählte die Geschichte von Mr. Greene und anderen Patienten, die die Erwartungen übertrafen—nicht wegen experimenteller Medikamente oder radikaler Operationen, sondern weil jemand mit ihnen mit Hoffnung statt mit Angst sprach. Jede Geschichte bestätigte dieselbe Wahrheit: Sprache ist die Brücke zwischen Gedanken und Biologie. Wenn sie mit Mitgefühl und Zuversicht gesprochen wird, sagt sie dem Körper: *Du bist sicher*—und der Körper reagiert mit Heilung.

Als ihr Ruf wuchs, begannen Krankenhäuser, ihre Kommunikationstechniken zu übernehmen. Pflegekräfte lernten, positive Formulierungen zu verwenden, Ärzte wurden darin geschult, Nachrichten mit Empathie und Ausgewogenheit zu vermitteln. Die Zufriedenheit der Patienten stieg, die Genesungszeiten verkürzten sich, und stressbedingte Komplikationen nahmen ab. Was als kleine Veränderung in der Sprache begann, entwickelte sich zu einer stillen Revolution in der Medizin.

Dr. Vargas dachte oft an Mr. Greenes Worte: „Sie sprechen anders mit mir." Dieser Unterschied, wusste sie, war die eigentliche Medizin. Lange nachdem er das Krankenhaus verlassen hatte, schickte er ihr einen Brief: *Ihre Worte waren mein Wendepunkt. Sie haben mich wieder glauben lassen. Danke, dass Sie mir meine Gesundheit zurückgegeben haben.*

Da erkannte sie, dass Sprache schon immer das erste Rezept war, das Menschen nutzten. Lange bevor es Pillen oder Maschinen gab, gab es Worte—sanft, rhythmisch und voller Absicht. In jedem Moment der Heilung, ob früher oder heute, war die Botschaft dieselbe: **Sprich Leben, und das Leben wird antworten.**

Kapitel 5: Glaube in Bewegung — Die Rolle von Visualisierung und mentalem Training in der Genesung

Wenn der Glaube das Fundament der Heilung ist, dann ist **Visualisierung** sein kraftvollstes Instrument. Das Gehirn kann nicht zwischen einem lebhaft vorgestellten Ereignis und einer tatsächlich erlebten Situation unterscheiden. Wenn Sie sich vorstellen, dass Sie heilen, frei gehen oder ohne Schmerzen leben, speichert Ihr Gehirn dieses Bild, als wäre es real. Anschließend beginnt es, neuronale Schaltkreise, Hormone und Immunreaktionen anzupassen, um sich dieser inneren Vision anzunähern. Dieser Prozess—bekannt als **mentales Training oder mentale Wiederholung**—hat nachweislich die Genesung beschleunigt, das Immunsystem gestärkt und sogar motorische Fähigkeiten bei Patienten wiederhergestellt, die körperlich immobilisiert waren. Visualisierung ist keine Fantasie; sie ist Physiologie in Aktion.

Die Wissenschaft hinter diesem Phänomen beruht auf der **Neuroplastizität**. Jeder Gedanke und jedes Bild, das Sie im Geist halten, stärkt bestimmte neuronale Verbindungen und schwächt andere. Wenn ein Athlet mental einen perfekten Aufschlag übt oder ein Schlaganfallpatient sich vorstellt, seinen Arm zu bewegen, beginnen dieselben Motorneuronen zu feuern, die auch bei der tatsächlichen Bewegung aktiv wären. Das wiederholte mentale Bild schafft eine neue Blaupause, der der Körper folgen kann. Mit der Zeit wird diese Blaupause zum Standardprogramm des Gehirns und lenkt körperliches und emotionales Verhalten in Richtung des gewünschten Ergebnisses. Heilungsvisualisierung funktioniert auf die gleiche Weise: Indem Sie Gesundheit mental einüben, trainieren Sie Ihren Körper, sie umzusetzen.

Neuroimaging-Studien haben gezeigt, dass Visualisierung dieselben Gehirnregionen aktiviert, die an Wahrnehmung, Bewegung und Empfindung beteiligt sind. Wenn jemand sich vorstellt zu gehen, leuchtet sein motorischer Cortex auf, als würde er tatsächlich gehen. Wenn jemand sich vorstellt, wie sich eine Wunde schließt oder eine Entzündung nachlässt, reagiert das Immunsystem mit messbaren biochemischen Veränderungen. Dem Gehirn ist es gleichgültig, ob der Reiz real oder vorgestellt ist—es reagiert auf die **Qualität und Intensität der Aufmerksamkeit**. Deshalb wird mentale Bildarbeit heute weltweit in der Sportrehabilitation, bei der Krebsbehandlung und sogar in Schmerzkliniken eingesetzt.

Für Heilung sind **Genauigkeit und emotionale Beteiligung** entscheidend. Je detaillierter die Visualisierung, desto stärker ihre Wirkung. Stellen Sie sich die Wärme des Blutes vor, das durch Ihre Adern fließt, den Rhythmus Ihres

Atems und das Licht, das Ihre Organe umgibt, während sie sich regenerieren. Fühlen Sie die Dankbarkeit und Ruhe, die Heilung begleiten. Der emotionale Ton der Visualisierung bestimmt ihre Wirkung. Eine mechanische Übung hat nur begrenzten Einfluss; ein tief empfundenes, freudiges Bild erzeugt eine Welle von Neurotransmittern, die Gesundheit verstärken. **Emotion ist der Verstärker des Glaubens.**

Mentale Wiederholung wirkt auch, indem sie den Körper vom **Stressmodus in den Reparaturmodus** versetzt. Während Krankheit oder Schmerz richtet sich die Aufmerksamkeit des Geistes oft auf das Problem. Visualisierung unterbricht dieses Muster und lenkt den Fokus auf das, was möglich ist. Diese Veränderung beruhigt die Amygdala, senkt den Cortisolspiegel und aktiviert das parasympathische Nervensystem—den natürlichen Zustand des Körpers für Regeneration. In diesem entspannten Zustand arbeitet das Immunsystem optimal, die Verdauung verbessert sich und die Zellreparatur beschleunigt sich. Visualisierung bedeutet nicht, Probleme zu ignorieren; sie zeigt dem Körper, **wie Genesung aussieht**, damit er diesem Plan folgen kann.

Die Praxis der Visualisierung erfordert **Beständigkeit statt Dauer**. Schon fünf bis zehn Minuten täglich können das Gehirn im Laufe der Zeit neu konditionieren. Beginnen Sie in einem ruhigen Zustand—tiefes Atmen, sanfte Musik oder

Meditation helfen, mentale Unruhe zu reduzieren. Stellen Sie sich dann Ihren Körper als gesund, strahlend und perfekt funktionierend vor. Wenn Sie sich von einer Verletzung erholen, sehen Sie, wie sich Gewebe regeneriert, Muskeln stärker werden und Bewegungen mühelos fließen. Wenn Sie emotionalen Schmerz heilen, stellen Sie sich Licht und Ruhe vor, die Ihre Brust erfüllen und Ihr Herz stabilisieren. Die Bilder Ihres Geistes werden zu den Anweisungen, die Ihre Biologie erhält.

Je häufiger Sie diese Übung wiederholen, desto automatischer wird sie. Innerhalb weniger Wochen werden Sie subtile Veränderungen bemerken: weniger Schmerz, besseren Schlaf und ein stärkeres Gefühl der Kontrolle. Visualisierung lenkt Ihre Aufmerksamkeit von Hilflosigkeit zu **Selbstermächtigung**. Sie beginnen zu spüren, dass Heilung nichts ist, worauf man wartet—sie ist etwas, an dem man aktiv teilnimmt. Und dieser Wandel in der Identität, vom passiven Patienten zum aktiven Gestalter, ist das wahre Geheimnis nachhaltiger Genesung.

Der Ausdruck **„Geist über Materie"** erhält hier eine wörtliche Bedeutung. Materie—die Zellen, Gewebe und Chemie des Körpers—hört ständig auf die Botschaften des Geistes. Visualisierung richtet diese Botschaften auf Harmonie, Gleichgewicht und Vitalität aus. Sie verwandelt abstrakten Glauben in biologische Bewegung und macht das Unsichtbare messbar. In der entstehenden Wissenschaft der psychosomatischen Medizin stellt diese Praxis eine Grenze dar, an der Bewusstsein zu einem medizinischen Werkzeug wird. Das Rezept ist einfach: **Sehen Sie sich gesund, fühlen Sie sich gesund, und Ihr Gehirn beginnt, es Wirklichkeit werden zu lassen.**

Der Athlet, der sich durch Visualisierung heilte

Als Daniel Harper sich während eines Marathons das Bein brach, sagten ihm die Ärzte, er würde nie wieder laufen. Die Fraktur hatte sein Schienbein an drei Stellen gesplittert und die umliegenden Muskeln und Bänder zerrissen. Nach mehreren Operationen erwartete man eine lange und unvollständige Genesung. „Sie werden wieder gehen können“, sagte sein Chirurg, „aber Laufen gehört wahrscheinlich der Vergangenheit an.“ Daniel nickte höflich, doch innerlich weigerte er sich, dieses Urteil zu akzeptieren.

In den ersten Wochen seiner Genesung war sein Körper immobilisiert, doch sein Geist war unruhig. Während er im Bett lag, sah er über soziale Medien, wie seine Teamkollegen trainierten—die Welt bewegte sich weiter, während er stillstand. Eines Nachts erinnerte er sich frustriert an eine Geschichte über Athleten, die mentales Training zur

Leistungssteigerung nutzten. Wenn sie ihren Geist trainieren konnten, Rennen zu gewinnen—konnte er dann nicht seinen Geist trainieren, zu heilen?

Er begann jeden Morgen mit einem Ritual. Mit geschlossenen Augen stellte er sich sein Bein wieder vollständig vor—wie die Knochen zusammenwuchsen, die Muskeln stärker wurden und die Narbe verblasste. Er stellte sich vor, ohne Krücken zu gehen, dann zu joggen und schließlich über einen sonnigen Weg zu sprinten. Er spürte in seiner Vorstellung den Rhythmus seines Atems, den Wind auf seinem Gesicht und den Klang seiner Schritte auf dem Boden. Jedes Bild war so lebendig wie die Realität. Zwanzig Minuten lang wiederholte er diese Übung täglich, überzeugt davon, dass sein Geist seinen Körper nach Hause führen konnte.

Innerhalb weniger Wochen bemerkte er subtile Veränderungen. Die Schwellung ging schneller zurück als erwartet. Seine Schmerzen nahmen ab, sodass er weniger Medikamente benötigte. Beim nächsten Arzttermin betrachtete der Arzt das Röntgenbild und runzelte überrascht die Stirn—die Knochendichte hatte schneller zugenommen als prognostiziert. „Was immer Sie tun", sagte er, „machen Sie weiter so." Daniel lächelte, erklärte aber nichts. Stattdessen kehrte er mit neuer Überzeugung zu seinen Visualisierungen zurück.

Im dritten Monat begann er mit leichter Physiotherapie. Seine Therapeutin war erstaunt über seine Fortschritte und fragte, wie er so positiv bleiben konnte. Daniel erzählte ihr von seinem täglichen mentalen Training. „Ich laufe jeden Tag“, sagte er. „Nur noch nicht draußen.“ Während er seinen Körper stärkte, synchronisierte er seine Bewegungen mit den Bildern, die er monatelang geübt hatte. Jeder Schritt fühlte sich an wie die Erfüllung einer Prophezeiung, die er bereits tausendmal in seinem Geist erlebt hatte.

Sechs Monate nach dem Unfall joggte Daniel zum ersten Mal wieder. Es war nicht elegant—sein Bein zitterte, sein Atem war unregelmäßig—doch es war real. Tränen füllten seine Augen, als ihm bewusst wurde, dass das, was er sich vorgestellt hatte, nun Wirklichkeit geworden war. Ein Jahr später lief er einen Halbmarathon. Seine Geschichte verbreitete sich in der Laufgemeinschaft, und bald wurde er eingeladen, über den mentalen Aspekt der Genesung zu sprechen. „Mein Bein heilte nicht, weil ich hoffte“, sagte er. „Es heilte, weil ich es trainiert habe.“

Als man ihn fragte, wie er während der Schmerzen den Glauben behalten konnte, antwortete er: „Jedes Mal, wenn ich die Augen schloss, sah ich mich vollständig gesund. Ich erzählte meinem Gehirn die Geschichte der Heilung, bis es mir glaubte. Und als es glaubte, brachte es meinen Körper dazu, ebenfalls zu glauben.“ Neurowissenschaftler, die ihn später interviewten, bezeichneten seine Genesung als ein Lehrbuchbeispiel dafür, wie mentale Wiederholung messbare körperliche Veränderungen erzeugen kann. Seine Röntgenbilder zeigten eine Knochendichte und Stabilität, die stärker war als vor der Verletzung.

Jahre später läuft Daniel immer noch—nicht für Wettkämpfe, sondern als Feier der Kraft des Geistes über die Materie. Jeder Schritt erinnert ihn daran, dass Heilung zuerst in der Vorstellung entsteht, lange bevor sie im Körper sichtbar wird. „Wir üben Krankheit jeden Tag, wenn wir uns Sorgen machen“, sagte er oft in Interviews. „Visualisierung kehrt einfach die Richtung um. Statt Angst zu üben, übt man Gesundheit.“

Daniels Geschichte wurde zu einem Symbol dafür, was **Glaube in Bewegung** wirklich bedeutet: dass jedes Bild von Stärke, jede Vision der Genesung und jede mentale Wiederholung eine Probe für die Realität ist. Der Körper kann nicht anders, als dem Geist zu folgen. Sich selbst als gesund zu sehen ist kein Traum—es ist der erste Schritt, gesund zu werden.

Kapitel 6: Die Chemie der Dankbarkeit – Wie Wertschätzung den Körper heilt

Dankbarkeit ist mehr als eine Emotion—sie ist ein biologisches Signal, das das Gehirn neu verdrahtet und die Chemie des Körpers verändert. Wenn Sie echte Wertschätzung empfinden, wechselt Ihr Nervensystem vom Stress- und Verteidigungsmodus in einen Zustand von Ruhe und Reparatur. Schon der einfache Akt, sich auf das Gute zu konzentrieren statt auf das Fehlende, verändert den Hormonhaushalt, stärkt das Immunsystem und verbessert den Herzrhythmus. So wie Angst Cortisol auslöst, aktiviert Dankbarkeit Oxytocin, Dopamin und Serotonin—die natürlichen Gegenspieler des Gehirns gegen Angst und Entzündung. Sie ist nicht nur ein angenehmer Geisteszustand; sie ist eine messbare Medizin, die körperliches und mentales Wohlbefinden verbessert.

Neurowissenschaftler haben festgestellt, dass bei einem Menschen, der Dankbarkeit empfindet, der präfrontale Cortex und der anteriore cinguläre Cortex—Regionen, die für Emotionsregulation und Entscheidungsfindung verantwortlich sind—synchron aktiviert werden. Diese synchronisierte Aktivität fördert das Gleichgewicht im autonomen Nervensystem, beruhigt die „Kampf-oder-Flucht"-Reaktion und aktiviert den „Ruhe-und-Verdauungs“-Modus. In diesem entspannten Zustand sinkt der Blutdruck, die Verdauung verbessert sich und das Immunsystem wird aktiver. Dankbarkeit sagt dem Körper im Grunde: „Du bist jetzt sicher. Du kannst heilen.“ Die Veränderung geschieht sofort, doch ihre Wirkung verstärkt sich durch regelmäßige Praxis.

Was Dankbarkeit so kraftvoll macht, ist ihre Fähigkeit, die Wahrnehmung zu verändern. Wenn der Geist beginnt, nach dem zu suchen, was richtig ist, statt nach dem, was falsch ist, formt er seine neuronalen Wege neu. Mit der Zeit programmiert diese Praxis das Gehirn darauf, Positivität und Widerstandskraft zu erwarten. MRT-Studien haben gezeigt, dass Menschen, die regelmäßig Dankbarkeit ausdrücken, stärkere Verbindungen im medialen präfrontalen Cortex entwickeln—dem Bereich, der mit langfristigem Glück und Stressresistenz verbunden ist. Diese Veränderungen sind physische Beweise dafür, dass Dankbarkeit das Gehirn buchstäblich für Heilung und Stabilität umgestaltet.

Doch die Kraft der Dankbarkeit reicht über das Gehirn hinaus. Auf biochemischer Ebene löst Wertschätzung eine Kaskade von Hormonen aus, die den Körper reparieren und regulieren. Oxytocin, oft als „Bindungshormon“ bezeichnet, verstärkt Gefühle von Vertrauen und emotionaler Verbundenheit und reduziert Einsamkeit und Angst. Dopamin steigert Motivation und Belohnung und hilft dem Gehirn, Wohlbefinden mit Zufriedenheit statt mit Angst zu verknüpfen. Serotonin stabilisiert die Stimmung und verbessert die Schlafqualität. Zusammen schaffen diese Chemikalien ein inneres Umfeld, in dem Zellen gedeihen und der Körper effizient funktioniert. Dankbarkeit ist die emotionale Sprache, die Ihrer Biologie sagt: „Alles ist in Ordnung."

Dankbarkeit kann jedoch nicht erzwungen werden. Ihre heilende Wirkung entsteht durch Echtheit, nicht durch Pflichtgefühl. Einfach eine Liste von Dingen aufzuschreiben, ohne etwas zu fühlen, bringt wenig Nutzen. Die wahre Veränderung geschieht, wenn Sie Wertschätzung wirklich spüren—wenn Ihr Geist innehält und den Wert des Lebens selbst erkennt. Es kann mit etwas Kleinem beginnen: der Wärme des Sonnenlichts, dem Rhythmus Ihres Atems oder der Freundlichkeit eines anderen Menschen. Wenn Sie bei diesem Gefühl verweilen, beginnt sich Ihre Physiologie zu verändern. Die Herzratenvariabilität verbessert sich, Stresshormone sinken, und Ihr Gehirn synchronisiert seine Hemisphären, wodurch im gesamten Nervensystem Kohärenz entsteht. Dankbarkeit ist Kohärenz in Bewegung—eine Ausrichtung von Geist, Herz und Körper.

Eine der faszinierendsten Entdeckungen über Dankbarkeit betrifft ihre Wirkung auf das Immunsystem. Forscher an der

UCLA und der Harvard University stellten fest, dass Menschen, die täglich ein Dankbarkeitstagebuch führten, höhere Spiegel von Immunglobulin A produzierten—einem wichtigen Antikörper zur Abwehr von Infektionen. Gleichzeitig zeigten sie niedrigere Entzündungsmarker und eine schnellere Genesung von Krankheiten. Das bedeutet, dass Dankbarkeit nicht nur das Gefühl von Gesundheit verbessert—sie stärkt buchstäblich die Abwehrkräfte des Körpers. Die einfache Gewohnheit der Wertschätzung wird zu einem unsichtbaren Schutzschild gegen Krankheit.

Dankbarkeit verändert auch die Geschichte, durch die wir das Leben interpretieren. Krankheit, Schmerz oder Schwierigkeiten können den Geist in eine Schleife aus Angst und Widerstand einsperren. Dankbarkeit durchbricht diese Schleife, indem sie Erfahrungen durch Akzeptanz und Vertrauen neu rahmt. Sie erlaubt Ihnen zu sagen: „Auch wenn dies schwierig ist, bin ich dankbar für das, was ich daraus lerne, für die Stärke, die es aufbaut, und für die Liebe um mich herum." Diese Veränderung verwandelt Leiden in Wachstum. Die Energie, die einst Verzweiflung nährte, wird zu Energie für Heilung. Auf diese Weise verwandelt Dankbarkeit Hindernisse in Medizin.

Um Dankbarkeit als Heilungsinstrument zu nutzen, beginnen und beenden Sie jeden Tag mit Reflexion. Wenn Sie aufwachen, nennen Sie drei Dinge—egal wie klein—für die Sie wirklich dankbar sind. Vor dem Schlafengehen erinnern Sie sich an Momente des Tages, die Ihnen Trost oder Einsicht gebracht haben. Atmen Sie dabei tief und lassen Sie Ihren Körper in dieses Gefühl der Dankbarkeit sinken. Mit der Zeit werden Sie subtile, aber tiefgreifende Veränderungen bemerken: Spannungen lösen sich schneller, der Schlaf wird tiefer, und Ihre allgemeine Perspektive wird leichter. Ihr Körper lernt, Sicherheit mit Bewusstsein zu verbinden und verwandelt Dankbarkeit in eine biologische Gewohnheit.

In Momenten des Schmerzes scheint Dankbarkeit manchmal unmöglich—doch gerade dann wirkt sie am tiefsten. Dem Leben zu danken, während man Unsicherheit erlebt, bedeutet, Vertrauen über Angst zu stellen. Es signalisiert dem Körper, dass er den Alarmzustand verlassen und in Vertrauen übergehen kann. Das ist die Essenz von Heilung: Der Körper reagiert nicht nur auf Umstände, sondern auf Wahrnehmung. Wenn Sie Dankbarkeit wählen, senden Sie die klarste Botschaft überhaupt: „Ich bin sicher. Ich lebe. Ich heile."

Die Frau, die sich mit Dankbarkeit zurück ins Leben heilte

Als bei Maria Lopez eine Autoimmunerkrankung diagnostiziert wurde, fühlte sie sich von ihrem eigenen Körper verraten. Ihre Gelenke schmerzten, ihre Energie verschwand, und ihre Ärzte boten kaum Hoffnung außer der Kontrolle der Symptome. Die Medikamente linderten zwar den Schmerz, doch sie fühlte sich leer und innerlich getrennt. Die Nächte waren am schwierigsten—sie lag wach und hörte ihren Herzschlag, während sie sich fragte, ob ihr Körper sich endgültig gegen sie gewandt hatte.

Eines Morgens stieß sie online auf einen Artikel über eine Studie, die Dankbarkeit mit einer Verbesserung des Immunsystems verband. Zunächst erschien ihr die Idee naiv. Wie sollte Dankbarkeit etwas verändern, das tief in ihren Zellen geschah? Doch der Gedanke ließ sie nicht los. An diesem Abend schrieb sie statt über ihren Schmerz drei kleine Dinge auf, für die sie dankbar war: das Lachen ihrer Tochter, den Geschmack von warmem Tee und den Sonnenuntergang vor ihrem Fenster. Zunächst fühlte sie nichts—es war nur eine Gewohnheit—doch am nächsten Abend versuchte sie es wieder.

Tage wurden zu Wochen, und die Praxis wurde Teil ihres Alltags. Jeden Abend fügte sie neue Details hinzu und erinnerte sich an Momente, die ihr Frieden oder Freude brachten. Manchmal war es so einfach wie das Geräusch von Regen oder ein Anruf von einem Freund. Langsam begann sich etwas zu verändern. Ihre Morgen begannen nicht mehr mit Angst, sondern mit Neugier. Ihr Schmerz verschwand nicht vollständig, doch er wurde sanfter—nicht mehr eine Strafe, sondern ein Lehrer.

Ihre Familie bemerkte die Veränderung zuerst. „Du wirkst leichter“, sagte ihr Mann eines Morgens. Maria erkannte, dass es stimmte. Je mehr sie sich auf das konzentrierte, was funktionierte, desto weniger Macht hatte ihre Krankheit über sie. Sie begann wieder draußen zu spazieren—langsam, Schritt für Schritt, tief atmend, das Sonnenlicht auf ihrem Gesicht spürend. Jeder Spaziergang wurde zu einer Meditation der Dankbarkeit—für ihre Beine, die sie trugen, ihre Lungen, die sich ausdehnten, und ihr Herz, das schlug. Dankbarkeit verwandelte Bewegung in ein Gebet.

Drei Monate später war ihr Arzt über ihre Laborwerte erstaunt. Ihre Entzündungsmarker waren deutlich gesunken, und ihre Immunfunktion hatte sich verbessert. „Was immer Sie tun“, sagte er, „es hilft.“ Maria lächelte, denn sie wusste genau, was sie getan hatte—sie hatte ihrem Körper gedankt, statt gegen ihn zu kämpfen. Jede Nacht hatte sie ihren Zellen gesagt: „Ich danke euch, dass ihr euer Bestes gebt.“ Es war, als hätte ihr Körper sie gehört und darauf reagiert.

Ermutigt vertiefte sie ihre Praxis. Sie begann eine „Dankbarkeitskarte“ an ihrer Wand zu erstellen, auf der sie Fotos, Briefe und Erinnerungen befestigte, die sie an Freude erinnerten. Jedes Mal, wenn sie darauf blickte, wurde ihr Herz leichter. Ihre Tochter machte mit und schrieb mit buntem Stift: „Danke, dass meine Mama stärker wird.“ Die Wand wurde zu einem lebendigen Medizinschrank, jedes Bild eine Dosis Liebe.

Innerhalb von sechs Monaten stabilisierte sich Marias Zustand. Ihre Müdigkeit ließ nach, ihre Schmerzen wurden erträglicher und ihr Geist fühlte sich unerschütterlich an. Freunde nannten ihre Genesung ein Wunder, doch sie wusste, dass es etwas Intimeres war. Dankbarkeit hatte sie wieder mit der Intelligenz ihres Körpers verbunden. Wo früher Spannung und Selbstkritik herrschten, gab es nun Verständnis. Statt „Warum ich?“ flüsterte sie nun: „Danke, dass du mir gezeigt hast, was wirklich zählt.“

Jahre später wurde Maria freiwillige Helferin in einem Krankenhaus und leitete kleine Dankbarkeitsrunden für Patienten. Sie trafen sich in einem ruhigen Raum, und jeder teilte eine Sache, für die er an diesem Tag dankbar war. Manche nannten die Freundlichkeit der Krankenschwestern, andere ein gutes Essen, andere einfach die Tatsache, dass sie noch hier waren. Sie beobachtete, wie sich ihre Gesichter entspannten, ihre Atmung ruhiger wurde und der Raum von stiller Gelassenheit erfüllt war. Oft sagte sie ihnen: „Dankbarkeit heilt nicht alles, aber sie verändert alles.“

Marias Geschichte wurde zu einem lebendigen Beispiel dafür, wie Wertschätzung heilt—nicht indem sie Schmerz leugnet, sondern indem sie die Energie um ihn herum verwandelt. Indem sie ihrem Körper dankte, brachte sie ihn dazu, wieder zu vertrauen. Indem sie dem Leben dankte, lud sie Heilung ein. Dankbarkeit wurde zu ihrer Medizin—kostenlos, unsichtbar und unerschöpflich. Und durch ihre Reise entdeckte sie, was die Wissenschaft inzwischen bestätigt hat: **Die Chemie der Dankbarkeit ist die Chemie des Lebens selbst.**

Kapitel 7: Die Kraft des Vertrauens – Warum Hingabe das Immunsystem stärkt

Vertrauen ist eine der am meisten unterschätzten Kräfte der Heilung. Während viele Menschen Genesung mit Kontrolle verbinden—die richtige Behandlung finden, die richtigen Gewohnheiten anpassen oder gegen die Krankheit kämpfen—erfordert echte Heilung oft das Gegenteil: **Hingabe**. Der Akt, dem Leben, dem eigenen Körper und dem Heilungsprozess zu vertrauen, erzeugt eine physiologische Veränderung, die durch reine Anstrengung nicht erreicht werden kann. Wenn Sie vertrauen, schaltet Ihr Gehirn das Alarmsystem ab, das chronischen Stress antreibt, und aktiviert die Reparatur- und Regenerationsmechanismen des Immunsystems. Vertrauen ist biologisch gesehen das Gegenmittel gegen Angst.

Wenn das Gehirn Bedrohung oder Unsicherheit wahrnimmt, mobilisiert es den Körper zur Verteidigung. Dieser Schutzmechanismus ist für das Überleben notwendig, kann aber für die langfristige Gesundheit schädlich sein. Chronisches Misstrauen—gegenüber Ärzten, dem eigenen Körper oder der Zukunft—hält Cortisol und Adrenalin auf einem erhöhten Niveau, unterdrückt die Immunaktivität und stört Verdauung, Schlaf und hormonelles Gleichgewicht. Vertrauen hingegen signalisiert Sicherheit. Wenn der Geist Sicherheit empfindet, reduziert der Hypothalamus seine Stresssignale, der Vagusnerv erhöht die parasympathische Aktivität, und das Immunsystem wechselt vom Schutzmodus in den Reparaturmodus. Zellen beginnen entzündungshemmende Zytokine zu produzieren, Gewebe regeneriert sich effizienter, und der Körper beginnt zu heilen.

Studien aus der Psychoneuroimmunologie zeigen, dass Patienten mit einem hohen Maß an Vertrauen—in ihre Ärzte, ihre Behandlung und ihre eigene Widerstandskraft—schneller genesen und weniger Komplikationen erleben. Nicht allein die Behandlung erzeugt das Ergebnis, sondern auch der Kontext, in dem sie empfangen wird. Wenn sich ein Patient sicher und unterstützt fühlt, verstärkt sich der Placeboeffekt und verbessert jede therapeutische Wirkung. Wird dieselbe Behandlung jedoch in einer Atmosphäre von Angst oder Zweifel gegeben, nimmt ihre Wirksamkeit ab. Vertrauen ist daher nicht nur emotional—es ist **biologischer Hebel**.

Doch was bedeutet Hingabe in diesem Zusammenhang? Hingabe bedeutet nicht, aufzugeben oder passiv zu werden. Sie bedeutet, **Widerstand loszulassen**—die ständige mentale Spannung, jedes Ergebnis kontrollieren zu wollen. Sie bedeutet, Unsicherheit zu akzeptieren und dennoch daran zu glauben, dass Ihr Körper und Ihr Leben für Sie arbeiten. Dieser Akt der Hingabe bewegt Sie aus dem Überlebensmodus in einen Zustand der Verbindung und bringt Sie in Einklang mit der natürlichen Intelligenz Ihrer Physiologie. So wie Schlaf dem Körper ermöglicht, sich zu regenerieren, ermöglicht Vertrauen, dass Heilung ohne Widerstand geschieht.

Die immunologischen Zentren des Gehirns reagieren äußerst empfindlich auf emotionale Zustände. Wenn Sie denken: „Ich vertraue darauf, dass ich heile", sendet Ihr limbisches System Signale der Sicherheit durch den ganzen Körper. Die Thymusdrüse, die T-Zellen zur Abwehr von Infektionen produziert, wird unter ruhigen emotionalen Bedingungen aktiver. Chronische Angst hingegen unterdrückt ihre Funktion. Das Immunsystem reagiert nicht auf logische Argumente, sondern auf Ihre **emotionale Wahrheit**. Wenn Ihre Emotionen Panik signalisieren, bereitet sich Ihr Körper auf Kampf vor; wenn sie Vertrauen signalisieren, bereitet sich Ihr Körper auf Genesung vor. Deshalb haben spiritueller Glaube, Meditation und vertrauensbasierte Heilpraktiken über Jahrhunderte hinweg in vielen Kulturen Bestand gehabt—sie aktivieren dieselben biologischen Mechanismen, die die moderne Wissenschaft heute erklärt.

Vertrauen stärkt auch die Verbindung zwischen Geist und Körper. Wenn Sie aufhören, gegen sich selbst zu kämpfen, beginnen Sie, die Signale Ihres Körpers mit Mitgefühl statt mit Frustration zu hören. Schmerz, Müdigkeit oder Symptome werden nicht mehr als Feinde interpretiert, sondern als Botschaften, die Sie in Richtung Gleichgewicht führen. Diese Veränderung der Wahrnehmung schafft innere Kooperation. Der Körper muss nicht mehr durch Schmerz „schreien", weil er sich gehört fühlt. In dieser Harmonie beschleunigt sich Heilung. Vertrauen schafft Partnerschaft, während Angst Widerstand erzeugt.

Den eigenen Körper wieder zu vertrauen kann schwierig sein, besonders nach Krankheit oder Trauma. Viele Menschen fühlen sich verraten, wenn ihr Körper plötzlich nicht mehr so funktioniert wie früher. Der erste Schritt, Vertrauen wieder aufzubauen, ist **Vergebung**—anzuerkennen, dass Ihr Körper immer versucht hat, Sie zu schützen, auch wenn seine Reaktionen unangenehm waren. Schmerz ist keine Strafe; er ist Kommunikation. Wenn Sie Dankbarkeit und Vergebung ausdrücken, sagen Sie Ihrem Körper: „Ich höre dir zu. Wir sind im selben Team." Diese emotionale Versöhnung bringt das Nervensystem wieder in Balance und ermöglicht, dass Heilung freier fließen kann.

Im Alltag beginnt die Entwicklung von Vertrauen mit kleinen Momenten des Loslassens. Atmen Sie tief ein und erinnern Sie sich daran, dass Sie nicht jeden Herzschlag oder jede

Immunzelle kontrollieren müssen—sie wissen bereits, was zu tun ist. Konzentrieren Sie sich auf das, was Sie beeinflussen können: Ihre Gedanken, Ihren Atem, Ihre Aufmerksamkeit und Ihren Glauben. Jeder Moment der Hingabe sendet dem Gehirn ein Signal, seine Wachsamkeit zu entspannen. Mit der Zeit entsteht ein sich selbst verstärkender Kreislauf—je mehr Sie vertrauen, desto mehr heilt Ihr Körper; je mehr Ihr Körper heilt, desto leichter fällt es zu vertrauen.

Letztlich ist Vertrauen die höchste Form der Harmonie zwischen Geist und Körper. Es ist die Erkenntnis, dass Heilung nicht erzwungen wird, sondern **zugelassen** wird. Wenn Sie Widerstand loslassen, schaffen Sie Raum, in dem die natürliche Intelligenz des Lebens durch Sie wirken kann. Vertrauen ist nicht blind—es ist intuitiv. Es benötigt keinen Beweis; es erschafft ihn. Das Immunsystem gedeiht in einer Atmosphäre ruhiger Zuversicht, so wie ein Samen am besten in fruchtbarer, ungestörter Erde wächst. Hingabe ist der Boden, auf dem Heilung erblüht.

Der Mann, der heilte, indem er losließ

Die meiste Zeit seines Lebens verließ sich David Chen auf Kontrolle. Als erfolgreicher Ingenieur baute er seine Welt auf Präzision—Zahlen, Zeitpläne, Daten und Gewissheit. Als seine Gesundheit zu versagen begann, wandte sich genau dieses

Bedürfnis nach Kontrolle gegen ihn. Was als leichte Müdigkeit begann, entwickelte sich zu einer chronischen Krankheit. Die Ärzte nannten es eine Autoimmunstörung; sein Immunsystem griff sein eigenes Gewebe an. David stürzte sich in Forschung, suchte nach jeder möglichen Heilung und verfolgte akribisch jedes Symptom, jede Diät und jedes Laborergebnis. Doch je mehr er versuchte, seinen Zustand zu kontrollieren, desto schlechter fühlte er sich. Sein Geist lief in einer endlosen Simulation von Angst.

Eines Nachmittags saß er nach einem weiteren enttäuschenden Arzttermin in seinem Auto und zitterte vor Frustration. „Warum arbeitet mein Körper nicht mit mir zusammen?“, flüsterte er. Er fühlte sich verraten, zerbrochen und voller Angst. In dieser Nacht stieß er online auf ein Video über die Verbindung zwischen Stress und Immunität. Der Sprecher sagte einen Satz, der ihn innehalten ließ: „Man kann nicht aus einem Zustand der Angst heraus heilen. Heilung beginnt mit Vertrauen.“ Diese Worte hallten lange in seinem Geist nach.

Wochenlang rang er mit diesem Gedanken. Wie sollte er einem Körper vertrauen, der sich scheinbar gegen ihn wandte? Doch tief in seinem Inneren wusste er, dass seine Besessenheit von Kontrolle ihn erschöpfte. Also beschloss er, etwas Neues zu versuchen. Jeden Morgen setzte er sich still hin und sagte laut: „Ich vertraue meinem Körper, dass er seinen Weg zurück ins Gleichgewicht findet.“ Anfangs fühlte es sich leer an. Doch mit der Zeit wurde etwas weicher in ihm. Er begann kleine Empfindungen wahrzunehmen, die er zuvor ignoriert hatte—den ruhigen Rhythmus seines Atems, den gleichmäßigen Schlag seines Herzens und die Tatsache, dass sein Körper ihn trotz allem weiterhin durch jeden Tag trug.

Eines Abends, während er meditierte, kam ihm eine Erkenntnis: Sein Körper war nie sein Feind gewesen—er hatte ihn vor der chronischen Spannung geschützt, in der er jahrelang gelebt hatte. Jedes Symptom war ein Signal, kein Verrat. Tränen füllten seine Augen, als er flüsterte: „Es tut mir leid, dass ich dir nicht zugehört habe. Ich vertraue dir.“ Von diesem Moment an vertiefte sich seine Praxis. Er hörte auf, seinen Körper wie ein Problem zu behandeln, das gelöst werden musste, und begann, ihn wie einen Partner zu behandeln, um den er sich kümmern wollte.

Allmählich wurden die Veränderungen körperlich spürbar. Sein Schlaf verbesserte sich, seine Verdauung stabilisierte sich, und seine Schmerzen ließen nach. Bei den nächsten Bluttests zeigte sich ein deutlicher Rückgang der Entzündungswerte. Seine Ärztin war überrascht, aber zufrieden. „Was immer Sie tun, es funktioniert“, sagte sie. David lächelte—er wusste, dass die Antwort nicht in einer Pille oder Methode lag, sondern im **Loslassen**.

Er ersetzte seinen strengen Tagesplan durch sanftere Routinen: Spaziergänge, Meditation und Zeit in der Natur. Jeden Tag wiederholte er sein Mantra des Vertrauens: „Mein Körper weiß, was zu tun ist." Er bemerkte, dass sich sein Atem vertiefte und seine Muskeln entspannten, wenn er diese Worte ehrlich aussprach. Mit der Zeit kehrte ein ruhiges Vertrauen zurück—eine innere Gewissheit, dass Heilung auf ihre eigene Weise geschah.

Ein Jahr später ging seine Krankheit in Remission. Als man ihn fragte, wie er das geschafft habe, antwortete er: „Ich habe aufgehört zu kämpfen." Er erzählte seine Geschichte bei Gesundheitsseminaren und erklärte, dass Hingabe keine Schwäche, sondern Weisheit sei. „Man kann sich nicht aus Krankheit herausdenken", sagte er. „Man muss zurück zum Frieden fühlen. Der Körper heilt im Frieden."

Seine Reise wurde zu einem Beweis für die **Biologie des Vertrauens**. Als er aufhörte, seinen Körper zu kommandieren und begann zuzuhören, übernahm dessen eigene Intelligenz die Führung. Das Immunsystem, das ihn einst angegriffen hatte, arbeitete wieder harmonisch. Er lernte, dass Gesundheit nicht Kontrolle ist—sondern Kooperation. Vertrauen verwandelte seine Angst in Medizin.

Viele Jahre später, wenn David vor Medizinstudenten sprach, beendete er seine Vorträge oft mit denselben Worten, die ihn selbst gerettet hatten: „Heilung geschieht nicht, weil wir den Kampf gewinnen. Sie geschieht, weil wir den Krieg beenden." In der Stille der Hingabe fand sein Körper die Freiheit zu heilen.

Kapitel 8: Die Biologie des Glaubens – Wenn der Geist vollständig glaubt, folgt der Körper

Glaube ist die höchste Form der Überzeugung–der Punkt, an dem der Geist nicht mehr zweifelt oder diskutiert, sondern einfach **weiß**. Im Bereich der Heilung wirkt Glaube wie ein biologischer Katalysator, der Gedanken, Emotionen und Physiologie zu einer kohärenten Kraft vereint. Wenn sich Glaube festigt, gelangen Gehirn und Körper in Einklang und richten alle inneren Systeme auf Wiederherstellung aus. Das ist nicht ausschließlich ein religiöses Konzept; es ist ein universelles Prinzip der Neurowissenschaft und Biologie. Glaube–ob an eine höhere Kraft, an die Intelligenz des Körpers oder an die Gewissheit der Heilung–erzeugt messbare Effekte auf das Immunsystem, Hormone und zelluläre Reparaturmechanismen. Er verwandelt Überzeugung von einer mentalen Idee in einen physiologischen Befehl.

Wenn Wissenschaftler Glauben untersuchen, beschreiben sie ihn oft als **Zustand von Gewissheit und Kohärenz**. Der präfrontale Cortex, der für Entscheidungsfindung und Vorhersage zuständig ist, wird in Momenten tiefen Glaubens ruhiger. Gleichzeitig werden Bereiche wie der anteriore cinguläre Cortex und die Insula–Regionen, die mit emotionaler Regulation und Empathie verbunden sind—stärker aktiviert. Dadurch entsteht ein ausgeglichener neurologischer Zustand, in dem Angst nachlässt, Klarheit zunimmt und der Körper konsistente Signale von Sicherheit erhält. Glaube stabilisiert die emotionale Landschaft und verhindert die Schwankungen, die durch Zweifel und Unsicherheit entstehen. Im Grunde ist Glaube **neurologische Harmonie**.

Diese Harmonie spiegelt sich auch in der Chemie des Körpers wider. Wenn ein Mensch fest an seine Genesung glaubt, erhöht das Gehirn die Produktion von Endorphinen und Serotonin, was Stimmung und Schmerzresistenz verbessert. Dopaminbahnen werden aktiviert und liefern Motivations- und Belohnungssignale, die positives Verhalten verstärken. Gleichzeitig sinken Stresshormone wie Cortisol, wodurch das Immunsystem seine volle Funktion wieder aufnehmen kann. Der Übergang von Angst zu Glauben ist nicht symbolisch—er ist **chemisch**. Er verändert das Blut, das hormonelle Gleichgewicht und sogar die Genexpression auf eine Weise, die Heilung beschleunigt.

Glaube verstärkt auch den sogenannten **Erwartungseffekt**, den biologischen Mechanismus, durch den Überzeugung Ergebnisse beeinflusst. Wenn Sie ohne Vorbehalt daran glauben, dass Heilung möglich ist, setzt das Gehirn

Neuropeptide frei, die diese Erwartung an jede Zelle weitergeben. Der Körper passt seine Aktivität entsprechend an. In diesem Sinne wirkt Glaube wie ein organisatorisches Prinzip, das das gesamte biologische System auf das Ergebnis ausrichtet, das es erwartet. Deshalb treten spontane Remissionen oder außergewöhnliche Genesungen oft in Verbindung mit tiefen emotionalen oder spirituellen Durchbrüchen auf—Momenten, in denen Menschen über bloße Hoffnung hinausgehen und in absolutes Vertrauen eintreten.

Glaube ist jedoch nicht blinder Optimismus. Er bedeutet nicht, Schmerz oder Krankheit zu leugnen. Wahrer Glaube erkennt die Realität an und hält gleichzeitig ein höheres Bewusstsein aufrecht, das darüber hinausgeht. Es ist die Haltung: „Ich sehe, was ist, aber ich vertraue auch auf das, was sein kann." Diese Einstellung reduziert inneren Konflikt und ermöglicht, dass Energie in Richtung Genesung fließt statt in Widerstand. Das Gehirn nimmt Harmonie zwischen Gedanken und Gefühlen wahr, was Kohärenz im Herzrhythmus und Synchronität zwischen autonomem und zentralem Nervensystem erzeugt. In diesem Zustand wird Heilung zum natürlichen Standard des Körpers.

Interessanterweise kann Glaube **selbstverstärkend** wirken. Je mehr Sie ihn praktizieren, desto stärker werden die neuronalen Netzwerke, die mit Vertrauen und Ruhe verbunden sind. Jeder Akt der Hingabe, jede Bestätigung von Vertrauen und jeder Moment der Dankbarkeit stärkt diese Schaltkreise. Mit der Zeit wird Glaube zu einer emotionalen Gewohnheit—zu einem physiologischen Zustand statt zu einem flüchtigen Gefühl. Deshalb sind tägliche spirituelle oder meditative Praktiken so wirkungsvoll. Sie halten das Nervensystem im Zustand von Sicherheit und schaffen ein inneres Umfeld, in dem der Körper die Erlaubnis erhält zu heilen.

Auch in medizinischen Situationen spielt Glaube eine wichtige Rolle für den Heilungsverlauf. Studien mit Herzoperationspatienten haben gezeigt, dass Menschen mit starkem Glauben—religiös oder nicht—schneller genesen, weniger Komplikationen haben und eine höhere Lebenszufriedenheit berichten. Der gemeinsame Faktor ist nicht Religion selbst, sondern die biologischen Effekte **unerschütterlicher Überzeugung**. Glaube beruhigt das Nervensystem, stärkt die Immunreaktion und erhält Optimismus während der Genesung. Er gibt dem Körper ein klares Signal: „Du bist nicht mehr in Gefahr."

Um Glauben zu kultivieren, beginnen Sie damit, Ihren Fokus von angstbasierter Kontrolle zu vertrauensbasierter Akzeptanz zu verlagern. Wenn Zweifel auftauchen, nehmen Sie sie ohne

Urteil wahr und kehren Sie dann zu einer einfachen Wahrheit zurück—Ihr Körper ist darauf ausgelegt zu heilen. Wiederholen Sie Affirmationen, die mit Ihnen in Resonanz stehen: „Ich werde geführt“, „Heilung geschieht bereits“ oder „Jede Zelle meines Körpers weiß, was sie tun muss“. Das Ziel ist nicht, Überzeugung zu erzwingen, sondern ihr zu erlauben, sich durch Wiederholung und emotionale Verbindung natürlich zu entwickeln. Wenn der Glaube wächst, folgt Ihre Biologie diesem Wachstum.

Letztlich zeigt die Biologie des Glaubens, dass Heilung kein zufälliges Ereignis ist—sie ist die natürliche Reaktion des Körpers auf **Ausrichtung**. Wenn Geist, Emotion und inneres Vertrauen auf ein gemeinsames Ergebnis ausgerichtet sind, folgt der Körper diesem Signal. Glaube ist der Impuls, der Ihrer Physiologie die Richtung vorgibt. Wenn der Geist vollständig glaubt, zögert der Körper nicht mehr. Er hört zu, reagiert und verwandelt sich. In dieser Harmonie zwischen unsichtbarer Überzeugung und physischer Realität liegt das Wesen der Heilung.

Der Patient, der sich entschied zu glauben

Als Eleanor James die Diagnose Krebs im vierten Stadium erhielt, schien die Welt plötzlich still zu stehen. Ihre Ärzte sprachen in ruhigen, professionellen Worten über

Behandlungen und Statistiken, doch ihre Blicke verrieten die Wahrheit—sie erwarteten nicht, dass sie überleben würde. Tage lang bewegte sich Eleanor wie in einem Nebel aus Unglauben, ihre Gedanken kreisten zwischen Angst, Wut und Verzweiflung. Eines Nachts jedoch, als sie nicht schlafen konnte, saß sie am Fenster und betrachtete den Mond. „Wenn mein Körper diese Krankheit erschaffen konnte", flüsterte sie, „dann kann er sie vielleicht auch wieder auflösen." Es war der erste Moment des Glaubens—ein zerbrechlicher Funke im Dunkeln.

Von diesem Abend an entschied sie sich, anders zu leben. Sie folgte den Behandlungen ihrer Ärzte, doch gleichzeitig begann sie zu meditieren, zu beten und mit ihrem Körper zu sprechen, als wäre er ein vertrauter Freund. Jeden Morgen legte sie ihre Hände auf ihr Herz und sagte: „Du heilst. Ich glaube an dich." Ihre Freunde hielten sie für unrealistisch, doch es kümmerte sie nicht. In ihrem Inneren hatte sich etwas verändert. Sie fürchtete den Tod nicht mehr; sie vertraute dem Leben.

Ihre Tage wurden zu Ritualen des Glaubens. Sie stellte sich ihre Immunzellen als leuchtende Wächter vor, die Krankheit aus ihrem Körper entfernten. Sie erfüllte ihr Zuhause mit sanfter Musik und Licht und verwandelte es in einen Ort der Ruhe. Wenn sie aß, segnete sie ihr Essen und stellte sich vor, es sei Medizin. Wenn Angst zurückkehrte, atmete sie tief und wiederholte: „Ich bin sicher. Heilung geschieht." Sie tat nicht so, als wäre alles perfekt—sie brachte ihrem Körper bei, wie sich Frieden anfühlt.

Drei Monate nach Beginn ihrer Behandlung bemerkte ihr Onkologe etwas Bemerkenswertes. Die neuen Scans zeigten eine Tumorrückbildung, die weit über den Erwartungen lag. „Das ergibt keinen Sinn", sagte er und betrachtete die Ergebnisse. Eleanor lächelte. „Vielleicht doch", antwortete sie. Je mehr sie an ihre Heilung glaubte, desto mehr spiegelte ihr Körper diesen Glauben wider. Ihre Energie kehrte zurück, ihr Appetit verbesserte sich, und ihre Schmerzen ließen nach. Ihr Glaube wurde zu ihrer Biologie.

Am Ende des Jahres galt ihr Krebs als vollständig in Remission. Das medizinische Team war erstaunt. „Das ist außergewöhnlich", sagte ihr Arzt. „Was immer Sie getan haben—machen Sie weiter so." Eleanor nickte nur. „Ich habe aufgehört, Angst zu haben", sagte sie leise. „Mehr nicht."

Danach begann sie freiwillig in einem Krebszentrum zu arbeiten und ihre Geschichte zu teilen—nicht als Wunder, sondern als Botschaft. „Glaube bedeutet nicht, die Realität zu ignorieren", erklärte sie anderen Patienten. „Es bedeutet, eine neue zu erschaffen." Sie beschrieb, wie Angst ihren Körper zuvor im Überlebensmodus gefangen gehalten hatte. In dem

Moment, in dem sie Vertrauen wählte, wechselte ihr Körper in den Genesungsmodus. „Mein Geist hörte auf zu kämpfen, und meine Zellen folgten."

Ihre Geschichte verbreitete sich weit über das Krankenhaus hinaus und inspirierte viele Menschen, denselben Weg zu gehen. Wissenschaftler untersuchten später ihren Fall im Rahmen einer Studie über spontane Remission und bezeichneten ihn als Beispiel für **psychophysiologische Kohärenz**—einen Zustand, in dem Glaube, Emotion und Physiologie als Einheit wirken. Doch Eleanor sprach selten von Wissenschaft. Sie sprach von Frieden. „Ich wurde nicht gesund, weil ich Glück hatte", sagte sie Jahre später in einem Interview. „Ich wurde gesund, weil ich an etwas Größeres als meine Angst geglaubt habe."

Als man sie fragte, was Glaube für sie bedeute, hielt sie einen Moment inne und lächelte. „Es hat nichts mit Religion zu tun", sagte sie. „Es bedeutet nur, sich daran zu erinnern, dass der Körper auf Liebe hört."

Ihre Worte fassen zusammen, was die moderne Medizin erst allmählich zu verstehen beginnt: **Glaube in seiner reinsten Form ist das stärkste Rezept überhaupt.** Er ersetzt die Wissenschaft nicht—er vervollständigt sie. Glaube gibt dem Körper die Erlaubnis, das zu tun, wofür er geschaffen wurde:

zu heilen. Und wenn der Geist vollständig glaubt, folgt der Körper immer.

Kapitel 9: Die Herz–Gehirn-Verbindung – Wie Liebe die Heilungssignale des Körpers steuert

Das Herz ist weit mehr als eine Pumpe, die das Leben aufrechterhält—es ist ein intelligentes Organ, das kontinuierlich mit dem Gehirn und dem Körper kommuniziert. Jahrzehntelang betrachtete die Wissenschaft das Herz als ein mechanisches Instrument, das vollständig vom Nervensystem gesteuert wird. Doch moderne Forschung hat eine tiefgreifende Wahrheit offenbart: Das Herz besitzt ein eigenes neuronales Netzwerk, bekannt als **Herz-Gehirn**, das zu Gedächtnis, Entscheidungsfindung und emotionaler Verarbeitung fähig ist. Durch dieses Netzwerk sendet das Herz Signale an das Gehirn, die Wahrnehmung, Denken und physiologische Funktionen beeinflussen. Liebe, Mitgefühl und Dankbarkeit—Emotionen, die im Herzen verwurzelt sind—erzeugen messbare biologische Effekte, die das Immunsystem stärken, Hormone stabilisieren und die Systeme des Körpers synchronisieren.

Diese Verbindung zwischen Herz und Gehirn ist nicht metaphorisch—sie ist elektrisch, chemisch und hormonell. Jeder Herzschlag erzeugt ein elektromagnetisches Feld, das sich mehrere Meter über den Körper hinaus ausdehnt und mit empfindlichen Instrumenten messbar ist. Dieses Feld spiegelt Ihren emotionalen Zustand wider: Wenn Sie Liebe oder Wertschätzung empfinden, wird der Rhythmus Ihres Herzschlags gleichmäßig und harmonisch—ein Zustand, der als **Kohärenz** bezeichnet wird. In der Kohärenz arbeiten Herz und Gehirn synchron und ermöglichen optimale Kommunikation zwischen allen Organsystemen. Diese Harmonie unterstützt klares Denken, emotionale Balance und körperliche Regeneration. Wenn der Herzrhythmus dagegen unregelmäßig wird—etwa bei Wut, Angst oder Stress—stört er die Gehirnfunktion, schwächt das Immunsystem und fördert Entzündungen.

Forscher des HeartMath Institute und anderer wissenschaftlicher Zentren haben gezeigt, dass das Herz mehr Informationen an das Gehirn sendet als umgekehrt. Diese Botschaften reisen über den Vagusnerv, hormonelle Wege und energetische Felder und beeinflussen Gehirnregionen, die Aufmerksamkeit, Wahrnehmung und emotionale Regulation steuern. Wenn das Herz Signale von Ruhe und Liebe ausstrahlt, bringt es das Gehirn buchstäblich dazu, auf derselben Frequenz zu arbeiten. Dadurch entsteht das, was Wissenschaftler **psychophysiologische Kohärenz** nennen—ein Zustand, in dem Körper, Geist und Emotion im gleichen Rhythmus arbeiten. Aus diesem Zustand entsteht Heilung, sowohl körperlich als auch emotional, ganz natürlich.

Liebe ist daher nicht nur ein Gefühl—sie ist ein biologischer Zustand, der das Immunsystem stärkt und die Genesung beschleunigt. Akte von Mitgefühl und Zuneigung setzen Oxytocin frei, oft als **„Bindungshormon“** bezeichnet. Oxytocin vertieft nicht nur emotionale Verbindungen, sondern senkt auch den Blutdruck, reduziert Entzündungen und fördert die Zellreparatur. Studien haben gezeigt, dass Menschen, die regelmäßig Liebe ausdrücken oder empfangen, deutlich geringere Raten von Herz-Kreislauf-Erkrankungen und chronischen Stressstörungen aufweisen. Ihre Körper existieren in einem biochemischen Umfeld von Sicherheit. Liebe ist buchstäblich das Signal des Überlebens in seiner verfeinertsten Form.

Das Herz speichert auch emotionale Erinnerungen. Erfahrungen von Liebe, Verlust und Verbindung prägen sich im neuronalen Netzwerk des Herzens ein und beeinflussen, wie das Gehirn neue Ereignisse interpretiert. Wenn diese Eindrücke ungelöst bleiben, kann emotionaler Schmerz als körperliches Symptom erscheinen—Engegefühl in der Brust, Müdigkeit oder chronische Spannung. Doch wenn diese Emotionen mit Mitgefühl und Vergebung ausgedrückt werden, kehrt der Herzrhythmus in Kohärenz zurück und stellt die Kommunikation mit dem Gehirn wieder her. Deshalb geht **emotionale Heilung oft der körperlichen Heilung**

voraus: Sobald die Signale des Herzens wieder harmonisch sind, folgt der Rest des Körpers.

Herz-Gehirn-Kohärenz zu kultivieren ist eine einfache, aber kraftvolle Praxis. Beginnen Sie damit, eine Hand auf Ihr Herz zu legen und langsam zu atmen, als würde Ihr Atem durch diesen Raum fließen. Während Sie atmen, rufen Sie ein aufrichtiges Gefühl von Liebe oder Wertschätzung hervor—vielleicht für eine Person, einen Ort oder eine Erinnerung, die Ihr Herz wärmt. Innerhalb weniger Momente wird Ihr Herzschlag ruhiger, Ihre Gehirnwellen synchronisieren sich, und Ihre gesamte Physiologie tritt in Kohärenz ein. Regelmäßig praktiziert, trainiert dieser Zustand Herz und Gehirn, auch unter Stress harmonisch zu arbeiten. Mit der Zeit werden Sie mehr Konzentration, emotionale Widerstandskraft und körperliche Vitalität bemerken.

In der Heilung wirkt Liebe sowohl als Wegweiser als auch als Kraft. Sie stellt Gleichgewicht her, weil sie die eine Botschaft übermittelt, die Ihr Körper hören möchte: **Du bist sicher.** Wenn der Körper sich sicher fühlt, wechseln alle Systeme von Schutz zu Wachstum. Blut fließt dorthin, wo es am meisten benötigt wird, Immunzellen werden präzise aktiviert, und Hormone regulieren sich auf natürliche Weise. Liebe ist daher nicht sentimental—sie ist strategisch. Sie ist das kraftvollste natürliche Design zur Selbstregulation und Wiederherstellung.

Herz und Gehirn sind Partner im biologischen Tanz der Heilung. Wenn Sie der Liebe erlauben zu führen, folgt der Körper mit Präzision und Anmut. In Momenten von Angst oder Schmerz kehren Sie zu Ihrem Herzen zurück. Atmen Sie tief. Spüren Sie Wertschätzung für das Leben in Ihnen. Jeder Herzschlag trägt eine Weisheit, die über Logik hinausgeht—eine Erinnerung daran, dass Heilung nicht im Denken beginnt, sondern im **Rhythmus der Liebe**, der alles Leben trägt.

Die Krankenschwester, die mit Liebe heilte

Als Clara Reynolds ihre Karriere als Krankenschwester begann, glaubte sie, dass Medizin aus Verfahren, Diagrammen und Präzision bestand. Doch im Laufe der Jahre bemerkte sie etwas, das die Wissenschaft nicht vollständig erklären konnte. Einige Patienten erholten sich schneller, wenn sie einfach Zeit damit verbrachte, ihre Hand zu halten, leise mit ihnen zu sprechen oder ihren Ängsten zuzuhören. Andere hingegen schienen trotz moderner Technologie und medizinischer Expertise schwächer zu werden. Der Unterschied lag, wie sie erkannte, nicht in der Behandlung—sondern in der **Verbindung**.

Ihr Verständnis vertiefte sich in einer kalten Winternacht, als ein gebrechlicher Mann namens Samuel mit Herzversagen eingeliefert wurde. Sein Zustand war kritisch und seine Prognose düster. Clara überprüfte seine Vitalwerte—instabil und schwach. Er sah sie mit müden Augen an und flüsterte: „Ich bin es leid zu kämpfen." Etwas in ihr bewegte sich. Statt ihm routinemäßige Worte zu sagen, legte sie sanft ihre Hand auf seine Brust und sagte: „Dann kämpf nicht. Lass dein Herz ruhen. Du hast genug getan." Seine Augen füllten sich mit Tränen, und zum ersten Mal wurde sein Atem ruhiger.

In dieser Nacht blieb sie an seiner Seite, synchronisierte ihren Atem mit seinem und sandte still Gedanken des Friedens. Allmählich zeigten die Monitore subtile Veränderungen—sein zuvor unruhiger Herzrhythmus wurde gleichmäßiger. Sein Blutdruck stabilisierte sich. Der behandelnde Arzt erklärte es später als verzögerte Wirkung der Medikamente, doch Clara wusste, dass etwas Tieferes geschehen war. Die Verbindung zwischen ihrem Herzen und seinem hatte den Rhythmus seines Körpers verändert.

In den folgenden Tagen wurde dies zu ihrer stillen Praxis. Bevor sie ein Zimmer betrat, hielt sie kurz inne, legte eine Hand auf ihr Herz und atmete Liebe in sich hinein. Sie stellte sich vor, wie sie Ruhe ausstrahlte, bevor sie ihre Patienten begrüßte. Die Wirkung war erstaunlich. Patienten in ihrer Pflege benötigten weniger Schmerzmittel, berichteten über mehr Wohlbefinden und erholten sich schneller als erwartet.

Ihre Kollegen begannen, sie „die Heilerin“ zu nennen. Sie lächelte nur und sagte: „Ich höre mit meinem Herzen zu.“

Monate später kehrte Samuel ins Krankenhaus zurück—nicht als Patient, sondern als Besucher. Sein Herz hatte sich weit über die medizinischen Erwartungen hinaus erholt. Er brachte Blumen und eine einfache Karte mit der Aufschrift: *Danke, dass Sie mein Herz daran erinnert haben, wie man ruht.* Dieser Moment bestätigte, was Clara schon lange gespürt hatte—dass Liebe selbst Heilung stärker lenken kann als Angst.

Jahre später besuchte sie ein Seminar über die Herz-Gehirn-Verbindung. Als Forscher Diagramme von kohärenten Herzrhythmen und synchronisierten Gehirnwellen zeigten, die durch Mitgefühl entstehen, füllten sich ihre Augen mit Tränen. Die Wissenschaft hatte endlich Worte für das gefunden, was sie jahrzehntelang intuitiv erlebt hatte. Sie lernte, dass ihr Akt der Liebe ihren eigenen Herzrhythmus synchronisiert hatte und ein elektromagnetisches Feld erzeugte, das die Physiologie ihrer Patienten beeinflusste. Es war kein Wunder—es war messbare Biologie.

Von diesem Tag an begann Clara, neue Krankenschwestern in herzorientierter Pflege zu unterrichten. Sie sagte ihnen: „Bevor ihr einen Patienten berührt, berührt euer eigenes Herz. Fühlt

Liebe—und dann beginnt.“ Sie beobachtete, wie Patienten reagierten, wenn Pflegekräfte ihnen aus diesem inneren Raum begegneten—weniger Angst, schnellere Heilung, tieferer Frieden.

Als sie in den Ruhestand ging, schrieb sie in ihr Tagebuch: „Die Medizin gab mir Wissen. Die Liebe gab mir Weisheit. Das Herz hat mich gelehrt, dass Heilung dort beginnt, wo Wissenschaft und Mitgefühl sich begegnen.“ Ihr Vermächtnis lebte in den Menschen weiter, die sie ausgebildet hatte und die ihre Arbeit mit Präsenz und Empathie fortsetzten.

Claras Geschichte ist ein Zeugnis für die Intelligenz des Herzens und seinen stillen Dialog mit dem Gehirn. Jede Handlung der Liebe, die sie schenkte, war nicht nur Freundlichkeit—sie war **Medizin in Bewegung**. Sie hatte entdeckt, was nur wenige wirklich verstehen: dass der Rhythmus des Herzens die Sprache der Heilung trägt und dass, wenn er in Liebe schlägt, jede Zelle des Körpers zuhört.

Kapitel 10: Die Medizin in dir – Eine tägliche Praxis für die Meisterschaft von Geist und Körper

Die kraftvollste Medizin, die Sie jemals besitzen werden, befindet sich nicht in einer Flasche, einem Krankenhaus oder einem Labor. Sie lebt **in Ihnen**. Jeder Gedanke, jede Emotion und jeder Atemzug trägt zu einer dynamischen inneren Apotheke bei, die alles produzieren kann, was Ihr Körper braucht, um zu heilen und zu gedeihen. Das Ziel der Geist-Körper-Meisterschaft besteht darin, zu lernen, wie man diese Apotheke bewusst lenkt—der Arzt der eigenen Energie zu werden. Sobald Sie verstehen, dass Ihr Geist jeden Moment des Tages mit Ihren Zellen kommuniziert, wird Heilung weniger zu einer Suche und mehr zu einem Erinnern: dem Erinnern daran, dass der Körper immer zuhört und dass Sie ständig eine Botschaft an ihn senden.

Diese innere Medizin funktioniert nach denselben biologischen Prinzipien, die moderne Neurowissenschaft, Psychologie und sogar Bereiche der Biophysik bestätigen. Gehirn und Körper stehen in einem ständigen Dialog über neuronale, hormonelle und energetische Wege. Wenn Sie etwas denken oder fühlen, setzen Sie eine entsprechende chemische Signatur in Ihrem Blutkreislauf frei. Gedanken von

Ruhe und Vertrauen erzeugen Serotonin, Dopamin und Oxytocin, während Gedanken von Angst oder Wut Cortisol und Adrenalin freisetzen. Jeder emotionale Zustand ist ein **biochemisches Ereignis**. Mit der Zeit formen die Emotionen, die Sie am häufigsten erleben, das Umfeld, in dem Ihre Zellen leben—entweder eines von Stress und Abbau oder eines von Wachstum und Regeneration. Geist-Körper-Meisterschaft beginnt damit, dieses Umfeld bewusst zu wählen.

Eine tägliche Praxis zu entwickeln, um die Medizin in Ihnen zu aktivieren, erfordert drei grundlegende Säulen: **Bewusstsein, Ausrichtung und Wiederholung**. Bewusstsein bedeutet, Ihre Gedanken und Emotionen ohne Urteil zu beobachten. Viele Krankheiten entstehen nicht durch einzelne Stressmomente, sondern durch chronische Unbewusstheit—einen ständigen Strom negativer innerer Botschaften, die unbemerkt bleiben und sich im Körper ansammeln. Wenn Sie diese Muster erkennen, gewinnen Sie die Fähigkeit zurück, sie zu verändern. Die zweite Säule, Ausrichtung, bedeutet, Gedanken und Gefühle in Einklang zu bringen. Wenn Ihre Absicht und Ihre Emotion übereinstimmen, senden Sie ein kohärentes Signal durch Ihr Nervensystem, das der Körper als Wahrheit interpretiert. Die dritte Säule, Wiederholung, verankert diesen Prozess. Neuronale Verbindungen werden durch Konsistenz gestärkt;

das, was Sie mental üben, wird mit der Zeit zu Ihrer physischen Realität.

Beginnen Sie den Tag mit einem kurzen inneren Check-in. Setzen Sie sich ruhig hin, atmen Sie langsam und fragen Sie sich: **Was fühle ich gerade? Welche Geschichte erzählt mein Geist meinem Körper?** Wenn diese Geschichte von Angst, Erschöpfung oder Widerstand geprägt ist, formulieren Sie sie neu. Ersetzen Sie „Ich bin überfordert" durch „Ich werde unterstützt und bin fähig". Ersetzen Sie „Mein Körper ist kaputt" durch „Mein Körper repariert sich im perfekten Timing". Diese Sätze sind keine leeren Affirmationen—sie sind **neuronale Anweisungen**. Ihr Unterbewusstsein nimmt sie als Signale auf und veranlasst Ihr Gehirn, heilende chemische Prozesse auszulösen. Über Wochen und Monate wird diese mentale Hygiene genauso selbstverständlich wie Zähneputzen oder gesunde Ernährung.

Am Abend schließen Sie den Tag mit Dankbarkeit und Reflexion ab. Denken Sie an Momente, die Ihnen Frieden, Liebe oder Freude gebracht haben. Dankbarkeit ist die emotionale Brücke, die das Nervensystem vom Stress zurück in den Ruhezustand führt. Während Sie einschlafen, stellen Sie sich vor, dass jede Zelle Ihres Körpers diese Botschaft der Sicherheit empfängt. Die meisten Reparaturprozesse des Körpers geschehen im tiefen Schlaf; das, woran Sie vor dem

Einschlafen glauben, wird zu dem Umfeld, in dem Ihre Zellen erwachen. Wenn Sie den Tag in Kohärenz beenden, trainieren Sie Ihre Biologie, sogar während des Schlafs zu heilen.

Auch **Bewegung und Atem** sind entscheidend, um die innere Medizin zu aktivieren. Körperliche Aktivität—besonders wenn sie achtsam ausgeführt wird—stärkt die Kommunikation zwischen Geist und Körper. Jede Bewegung wird zu einer Bestätigung des Lebens. Wenn Sie gehen, stellen Sie sich vor, wie Ihre Schritte Energie in den Boden leiten. Wenn Sie atmen, stellen Sie sich vor, wie Licht einströmt und Spannung den Körper verlässt. Diese Verbindung von Bewegung und Bewusstsein erzeugt einen Heilungsrhythmus—die Sprache des Körpers für Vertrauen.

Geist-Körper-Meisterschaft ist kein einmaliges Ereignis oder eine plötzliche Erkenntnis; sie ist eine Lebensweise bewusster Teilnahme. Jeder Gedanke ist eine Wahl, jeder Atemzug eine Neuausrichtung. Mit der Zeit programmiert die konsequente Praxis von Bewusstsein, Ausrichtung, Dankbarkeit und bewusster Bewegung Ihre Biologie auf Widerstandskraft. Krankheit wird nicht mehr zum Feind, sondern zum Lehrer, der Sie zurück ins Gleichgewicht führt. Schmerz wird Kommunikation statt Strafe. Der Körper wird zum Verbündeten statt zum Schlachtfeld.

Die Medizin in Ihnen verspricht keine völlige Abwesenheit von Herausforderungen. Was sie bietet, ist Stärke, Anpassungsfähigkeit und Gelassenheit im Umgang mit ihnen. Wenn Sie diese Praxis täglich leben, können Sie innere Kohärenz unabhängig von äußeren Umständen aufrechterhalten. Ob durch Meditation, Gebet, Tagebuchschreiben, Spaziergänge in der Natur oder bewusstes Atmen—das Ziel bleibt dasselbe: Ihren inneren Dialog auf Heilung statt auf Angst auszurichten. Je mehr Sie üben, desto mehr lernt Ihr Nervensystem, dass **Sicherheit und nicht Kampf Ihr natürlicher Zustand ist**.

Letztlich bedeutet Meisterschaft nicht Kontrolle—sie bedeutet **Verbindung**. Es ist die Kunst, sich daran zu erinnern, dass Heilung nichts ist, das man jagt, sondern etwas, das man zulässt. Wenn Gedanken, Emotionen und Physiologie harmonisch zusammenarbeiten, fließt die Intelligenz des Lebens mühelos durch Sie hindurch. Dieser Fluss ist die Medizin in Ihnen—Ihr Geburtsrecht, Ihre Kraft und Ihr Weg zu lebenslanger Gesundheit.

Die Frau, die Heilung zu ihrem täglichen Ritual machte

Viele Jahre lebte Maya Coleman im Überlebensmodus. Als alleinerziehende Mutter mit zwei Jobs schlief sie wenig, ernährte sich schlecht und trug eine stille Angst in ihrer Brust.

Als sie begann, unter chronischer Müdigkeit und häufigen Krankheiten zu leiden, diagnostizierten Ärzte eine Nebennierenerschöpfung. Sie verschrieben Medikamente und Ruhe, doch beides löste das Problem nicht. Maya erkannte schließlich, dass sie nicht nur körperlich krank war—sie war von sich selbst getrennt. Ihr Körper bat sie verzweifelt, langsamer zu werden und zuzuhören.

Eines Morgens, während sie im Wartezimmer eines Arztes saß, entdeckte sie ein Zitat an der Wand: **„Dein Körper ist die größte Apotheke, die je erschaffen wurde. Lerne, sie zu nutzen.“** Diese Worte trafen sie tief. In dieser Nacht, nachdem sie ihren Sohn ins Bett gebracht hatte, setzte sie sich still auf den Boden, schloss die Augen und begann zu atmen. Zum ersten Mal seit Jahren hörte sie zu—dem Rhythmus ihres Herzens, der Spannung in ihren Schultern und dem Flüstern ihrer eigenen Gedanken. Was sie hörte, war Erschöpfung gemischt mit Hoffnung. „Ich bin hier“, flüsterte sie sich selbst zu. „Und ich bin bereit zu heilen.“

Dieser Moment wurde der Beginn ihres täglichen Rituals. Jeden Morgen stand sie fünfzehn Minuten früher auf, um in Stille zu sitzen. Sie legte eine Hand auf ihr Herz und eine auf ihren Bauch und atmete tief. Wenn Sorgen auftauchten, ersetzte sie sie durch ruhige Worte: „Mein Körper heilt. Mein Geist ist ruhig. Meine Energie kehrt zurück.“ Manche Morgen fühlte sie nichts—doch sie blieb konsequent. Nach einer Woche bemerkte sie kleine Veränderungen: Ihr Atem wurde tiefer, ihr Herzschlag ruhiger, und sie fühlte sich etwas leichter.

Sie begann auch Dankbarkeit in ihre Routine einzubauen. Jeden Abend vor dem Schlafengehen schrieb sie drei Dinge auf, für die sie dankbar war. Zuerst waren sie einfach—das Lachen ihres Sohnes, das Dach über ihrem Kopf, der Duft von Kaffee am Morgen. Doch bald schloss ihre Dankbarkeit auch ihren Körper selbst ein. „Danke", flüsterte sie, „dass du mich am Leben hältst, selbst wenn ich vergessen habe, mich um dich zu kümmern." Dieser kleine Akt der Wertschätzung ließ etwas in ihr weich werden. Wärme kehrte zurück, wo zuvor nur Spannung gewesen war.

In den folgenden Monaten wurden ihre Rituale natürlicher. Sie begann, im Park spazieren zu gehen und ihren Atem mit ihren Schritten zu synchronisieren, während sie sich vorstellte, wie jeder Atemzug Heilenergie in ihren Körper bringt. Wenn Herausforderungen kamen—Rechnungen, Fristen, schlaflose Nächte—kehrte sie zu ihrer Praxis zurück. Statt in Panik zu geraten, atmete sie durch den Moment und erinnerte sich: „Auch das gehört zu meiner Heilung." Allmählich begannen ihre Symptome zu verschwinden. Ihre Energie kehrte zurück, ihre Verdauung verbesserte sich, und ihr Geist wurde klarer.

Ihr Arzt war überrascht über ihre Genesung und fragte, was sie verändert habe. Sie lächelte und sagte: „Ich habe aufgehört, gegen meinen Körper zu kämpfen, und angefangen, mit ihm zu sprechen."

Ein Jahr später brauchte Maya keine Medikamente mehr. Sie beschrieb ihre Gesundheit nicht als Perfektion, sondern als **Partnerschaft**. Sie brachte ihrem Sohn dieselben Prinzipien bei—wie man innehält, atmet und freundlich mit seinem eigenen Körper spricht. Gemeinsam machten sie daraus ein Familienritual: Jeden Abend vor dem Schlafengehen legten sie ihre Hände auf ihr Herz und sagten: „Danke, Körper, für diesen Tag." Es wurde ihre kleine, heilige Zeremonie der Dankbarkeit und Verbindung.

Wenn Freunde sie nach ihrer Veränderung fragten, gab Maya immer dieselbe Antwort: „Ich habe angefangen zuzuhören. Mein Körper war nie das Problem—er hat nur darauf gewartet, dass ich mich erinnere, wie man sich um ihn kümmert." Später begann sie, kleine Workshops in ihrem Gemeindezentrum zu geben und ihre Geschichte zu teilen. Ihre Botschaft war einfach und tief zugleich: „Heilung ist kein Wunder, das dir passiert. Es ist ein Gespräch, das du jeden Tag mit dir selbst führst."

Viele Jahre später praktizierte sie noch immer dasselbe

Morgenritual—ruhiges Atmen, sanfte Affirmationen, Dankbarkeit und Bewegung. Ihre Gesundheit blieb stabil, ihr Geist ruhig. Sie hatte erkannt, was viele übersehen: dass der Körper nicht nur eine Maschine ist, die gewartet werden muss, sondern ein lebendiges Bewusstsein, das gepflegt werden will. In dieser Beziehung fand sie einen Frieden, den Medizin allein ihr nie hätte geben können.

Maya's Reise wurde zum lebendigen Beweis dafür, dass die größte Medizin tatsächlich **im Inneren** liegt. Ihre täglichen Rituale waren weder kompliziert noch mystisch—sie waren menschliche Handlungen von Bewusstsein und Liebe. Sie hatte die Sprache ihrer eigenen Biologie gelernt und gewöhnliche Momente in Heilung verwandelt. Durch die Einheit von Geist, Körper und Seele suchte sie Gesundheit nicht mehr außerhalb von sich selbst. Sie trug sie in sich, atmete sie und lebte sie jeden Tag.

Epilog — Die Rückkehr zur Quelle der Heilung

Heilung ist nichts, das uns einfach widerfährt – sie geschieht **durch uns**. In diesem Buch haben Sie die außergewöhnliche Intelligenz des Geistes und seine untrennbare Verbindung zum Körper kennengelernt. Sie haben verstanden, dass jeder Glaube, jedes Wort und jede Emotion wie eine Anweisung wirkt, die Chemie des Körpers formt und seine Energie lenkt. Doch jenseits aller Wissenschaft und Praxis liegt eine zeitlose Wahrheit: Sie wurden mit allem geboren, was Sie zum Heilen brauchen. Der Körper ist nicht zerbrechlich – er ist ein Wunder. Der Geist ist nicht von ihm getrennt; er ist der Strom, der ihn belebt. Zusammen bilden sie das komplexeste Heilungssystem, das jemals existiert hat – eines, das auf Ihre Gedanken hört, auf Ihre Emotionen reagiert und Ihre innere Welt mit erstaunlicher Präzision widerspiegelt.

Wie Sie gesehen haben, ist Glaube kein Wunschdenken – er ist die **Architektur der Biologie**. Was Sie erwarten, wird zum Signal, dem Ihr Körper folgt. Der Placeboeffekt, einst als Kuriosität abgetan, ist der lebendige Beweis Ihrer angeborenen Heilungskraft. Er zeigt, dass Ihr Gehirn Medizin erzeugt, wenn Sie an Gesundheit glauben; glauben Sie hingegen an Gefahr, bereitet sich Ihr Körper auf Kampf vor.

Zwischen diesen beiden Zuständen wechseln wir jeden Tag unzählige Male, oft ohne es zu bemerken. Wahre Meisterschaft der Heilung beginnt, wenn Sie diese Wahl bewusst übernehmen – wenn Sie sich Moment für Moment entscheiden, Ihrem Körper Botschaften von Vertrauen, Dankbarkeit und Liebe zu senden, statt von Angst.

Die moderne Welt hat uns gelehrt, Heilung auszulagern – uns auf Pillen, Verfahren und Autoritäten zu verlassen. Doch die größten medizinischen Erkenntnisse weisen heute wieder nach innen. Die Wissenschaft bestätigt zunehmend, was alte Traditionen schon lange wussten: **Der Heiler lebt in Ihnen**. Ihre Gedanken beeinflussen Ihre Hormone, Ihre Emotionen wirken auf Ihre Immunzellen, und Ihre Überzeugungen koordinieren das Gleichgewicht Ihrer inneren Systeme. Das bedeutet nicht, dass äußere Medizin überflüssig ist – sondern dass Sie ein bewusster Teilnehmer daran werden müssen. Jede Behandlung wirkt besser, wenn Ihr Geist sie unterstützt. Jede Zelle arbeitet intelligenter, wenn sie von Vertrauen statt Zweifel geleitet wird. Heilung ist kein passiver Zustand – sie ist eine Partnerschaft zwischen Wissenschaft und Geist, zwischen dem, was Sie tun, und dem, was Sie denken, während Sie es tun.

Wenn es eine Erkenntnis gibt, die Sie aus diesen Seiten mitnehmen sollten, dann diese: **Der Körper hört auf**

Liebe. Liebe ist nicht nur ein Gefühl, sondern eine Frequenz der Kohärenz. Sie beruhigt das Nervensystem, synchronisiert Herz- und Gehirnrhythmen und aktiviert Gene, die mit Reparatur und Widerstandskraft verbunden sind. Wenn Sie Ihren Körper lieben – selbst wenn er Schmerzen hat – laden Sie Kooperation statt Widerstand ein. Wenn Sie Ihr Leben lieben – trotz seiner Unsicherheiten – schaffen Sie Sicherheit, und Sicherheit ist die biologische Grundlage jeder Heilung. Liebe ist die Medizin unter allen Medikamenten. Sie lässt Zellen sich ausrichten, den Atem vertiefen und das Immunsystem stärker werden. Sie ist der natürlichste Zustand des Seins, und wenn Sie zu ihr zurückkehren, kehren Sie ins Gleichgewicht zurück.

Doch Heilung ist kein Ziel, das man erreicht und dann besitzt. Sie ist eine **tägliche Beziehung** – ein Gespräch, das Sie mit sich selbst durch Gedanken, Worte und Gefühle führen. Manche Tage werden leicht sein; andere erfordern Geduld und Vergebung. Der Geist kann in alte Muster der Angst zurückfallen, und der Körper spiegelt diese Spannung vielleicht wider. Doch selbst in diesen Momenten besitzen Sie Kraft. Das Bewusstsein, dass Sie Ihren Zustand verändern können – dass Sie atmen, vertrauen und neu wählen können – reicht aus, um wieder von vorne zu beginnen. Jedes Mal, wenn Sie Ihre Aufmerksamkeit auf Dankbarkeit oder Frieden lenken, trainieren Sie Ihre Biologie, Gesundheit statt Sorge zu bevorzugen. Mit der Zeit wird diese Praxis selbstverständlich. Der Geist hört auf, gegen den Körper zu kämpfen, und beginnt, ihn sanft zu führen – wie ein Dirigent ein Orchester leitet.

Heilung reicht auch über das Individuum hinaus. Das elektromagnetische Feld des Herzens, das von Ihren Emotionen beeinflusst wird, strahlt nach außen und wirkt auf andere Menschen. Wenn Sie Frieden kultivieren, fühlen sich Menschen um Sie herum sicherer; wenn Sie Dankbarkeit ausstrahlen, nehmen andere sie wahr und spiegeln sie zurück. Auf diese Weise ist Heilung **ansteckend**. Sie müssen nicht predigen oder erklären – Ihre Energie selbst wird zur Lehre. Familien, Gemeinschaften und sogar Arbeitsplätze können sich verändern, wenn ein Mensch sich für Kohärenz statt Chaos entscheidet. Dies ist die verborgene Dimension des Placeboeffekts: Er gehört nicht nur einem einzelnen Körper, sondern dem kollektiven Feld der Menschheit. Wenn Sie sich selbst heilen, tragen Sie zur Heilung der Welt bei.

Die tägliche Praxis der Geist-Körper-Meisterschaft ist einfach und zugleich tiefgreifend. Beginnen Sie jeden Morgen mit Dankbarkeit für den Atem, der durch Sie fließt. Sprechen Sie mit Ihrem Körper so, wie Sie mit einem guten Freund sprechen würden – sanft, geduldig und voller Vertrauen. Wenn Stress auftaucht, kehren Sie zu Ihrem Herzen zurück;

atmen Sie, bis sein Rhythmus wieder ruhig wird. Bevor Sie schlafen gehen, danken Sie Ihrem Körper dafür, dass er Sie durch einen weiteren Tag getragen hat. Diese kleinen Momente, regelmäßig wiederholt, können Ihre Biologie stärker verändern als jede Medizin. Sie erinnern Ihr Nervensystem daran, dass Sie sicher sind, dass das Leben auf Ihrer Seite steht und dass jede Zelle Ihres Körpers für Ihr Wohl arbeitet.

Wenn Sie nun weitergehen, denken Sie daran: Heilung verläuft nicht in einer geraden Linie. Es wird Tage des Fortschritts geben und Tage des Stillstands. Beide gehören zum Prozess. Entscheidend ist nicht Perfektion, sondern **Beständigkeit** – die Bereitschaft, immer wieder mit Vertrauen und Mitgefühl für sich selbst da zu sein. Je mehr Sie Präsenz üben, desto klarer hören Sie die Führung Ihres eigenen Körpers. Er wird Ihnen sagen, was er braucht – nicht in Worten, sondern durch Gefühl und Intuition. Vertrauen Sie diesen Botschaften. Sie sind die Sprache Ihres inneren Arztes.

Und wenn Zweifel zurückkehren – was manchmal geschieht – erinnern Sie sich an die Geschichten dieses Buches: den Mann, der durch Glauben heilte; die Frau, die sich mit Dankbarkeit zurück zur Gesundheit fand; die Krankenschwester, die Herzen durch Liebe veränderte. Diese Geschichten sind keine Ausnahmen. Sie zeigen, was möglich wird, wenn Gedanken,

Emotionen und Biologie miteinander im Einklang stehen. Ihr Geheimnis war nicht Glück, sondern Bewusstsein. Sie erinnerten sich an etwas, das viele vergessen haben: dass Geist und Körper nicht getrennt sind, sondern ein zusammenhängendes System, und dass der Glaube die Brücke zwischen ihnen bildet.

In den stillen Momenten Ihres Lebens, wenn Sie die Augen schließen und Ihre Hand auf Ihr Herz legen, wissen Sie: **Ihr Körper hört zu**. Jeder Gedanke wird zu einer Botschaft. Jedes Gefühl wird zu einer Dosis Chemie. Sprechen Sie mit ihm freundlich. Führen Sie ihn mit Vertrauen. Nähren Sie ihn mit Dankbarkeit. Und wenn Sie einmal nicht wissen, wo Sie beginnen sollen, beginnen Sie mit Liebe – denn sie ist die erste und letzte Medizin, die Quelle, aus der jede Heilung fließt.

Sie sind nicht zerbrochen. Sie sind nicht machtlos. Sie sind ein lebendiges System von Intelligenz, geschaffen, um sich selbst zu erneuern, geführt von der Energie Ihres Bewusstseins. Die Medizin in Ihnen hat kein Ablaufdatum, keinen Preis und keine Grenze. Sie ist in jedem Atemzug, den Sie nehmen, und in jedem Herzschlag, der Sie am Leben hält. Alles, was sie verlangt, ist, dass Sie sich an ihre Existenz erinnern, auf ihre Weisheit hören und ihr erlauben, durch Sie zu wirken.

Heilung bedeutet letztlich nicht, zu dem zurückzukehren, was Sie einmal waren – sondern zu dem zu werden, was Sie **wirklich sind**. Der Geist ist der Künstler, der Körper die Leinwand, und der Glaube der Pinsel. Gemeinsam erschaffen sie ein Bild der Ganzheit, das nie wirklich verloren war, sondern nur vergessen. Sie wurden mit der Kraft geboren zu heilen. Sie tragen sie noch immer in sich. Und jetzt, mit Bewusstsein, können Sie jeden Tag als Medizin in Bewegung leben – als ein Wesen aus Gedanken, Emotion und Energie, perfekt geschaffen, um sich durch die unendliche Intelligenz des Lebens immer wieder zu erneuern.

www.ingramcontent.com/pod-product-compliance
Lightning Source LLC
LaVergne TN
LVHW022009200926
848481LV00007B/2299